千万不要忽视疾病的前兆

薛磊 编著

U0222144

天津出版传媒集团

天津科学技术出版社

图书在版编目（CIP）数据

千万不要忽视疾病的前兆 / 薛磊编著 . —天津：
天津科学技术出版社，2015.10（2024.1 重印）
ISBN 978-7-5576-0439-4

Ⅰ.①千… Ⅱ.①薛… Ⅲ.①常见病—防治 Ⅳ.
①R4

中国版本图书馆 CIP 数据核字（2015）第 260137 号

千万不要忽视疾病的前兆
QIANWAN BUYAO HUSHI JIBING DE QIANZHAO

责任编辑：梁　旭
责任印制：王品乾
出　　版：天津出版传媒集团
　　　　　天津科学技术出版社
地　　址：天津市和平区西康路35号
邮　　编：300051
电　　话：（022）23332369（编辑室）
网　　址：www.tjkjcbs.com.cn
发　　行：新华书店经销
印　　刷：三河市天润建兴印务有限公司

开本 710×1000　1/16　印张 13　字数 160 000
2024 年 1 月第 1 版第 2 次印刷
定价：49.80 元

　　疾病是人人都讨厌的，而很多疾病在未发病前，或者在发病的初期，只要能够加以重视，其实都是可以避免或及早被治愈的。但在当下，人人都要忙于各种各样的工作和应酬，有时间去陪朋友吃饭喝酒却没有时间来关注自己的身体，有时间去熬夜加班，却永远都没有时间去改变不恰当的生活习惯。直到身体呈现出病态时，很多人才会后悔莫及。

　　人体其实是一个很奇妙的系统。当身体上的某个部位发生病变时，机体自身都有抵抗疾病及自愈的可能性。在和病菌对抗的过程中，身体内部的消耗会通过许多表证表现出来。这就是疾病给我们发出的信号。平时只要留心观察这些疾病信号，就可以及时发现身体病变之处，也就能给自己争取到更多的诊治时机。

　　得不得病，得了病后能不能治好，最为关键的因素还是在于自己。

　　及时观察自身出现的一些微小变化，改变不当的生活习惯，从饮食上进行适当调理，调整自我情绪和心态，积极配合医生进行治疗，不论患上什么病，上述几点内容都是每个人需要持之以恒坚持的原则。只有把原则当成习惯去坚持，才有可能改变身体的健康状况。我们身体上表现出来的疾病信号，究其根本原因也不外乎这几点。只有从根本上着手，才可能起到预期的作用。

生活中影响健康的因素有很多，当身体出现异常时，可能意味着是某种疾病发出的信号，在生命的考验前，我们一定不要轻易地放过这些信号给出的提示。切记不要盲目吃药或者自我诊断，不懂得病因病理的诊断远比瞎子摸象更为可怕。任何人的生命都是经不起玩笑的。注意观察疾病信号是对自身负责，而积极主动地通过饮食、生活方式以及药物治疗等手段去进行自我调理，才是对生命的尊重。

不论是诊疗疾病还是养生保健，人人都知道应该从日常中的小事做起，但只有每日坚持去做，才是对自身健康负责。毕竟，身体是自己的，再有钱也不一定买得回来健康。这也是所有养生经最终提炼出来的箴言。

目 录 CONTENT

第一章

头部信号最灵敏

头痛种类多，分辨要仔细 / 002

眼睛是窗户，看见病之初 / 005

鼻子做门神，把好呼吸关 / 008

疾病小信号，靠听也知道 / 011

嘴巴难处多，说说早分晓 / 014

舌是百味瓶，尝出健康味 / 017

番外篇：头部保健小常识 / 020

第二章

四肢信号伤身体

手为第一关，养护是关键 / 026

五指各长短，健康关系大 / 029

指甲月亮白，生命健康圈 / 033

手臂问题大，牵涉颈与椎 / 036

颈椎若有病，久坐是病因 / 039

腿部信号多，忽视危性命 / 042

双腿反应病，按摩治疗好 / 045

脚是二心脏，晴雨都重要 / 049

番外篇：四肢保健靠运动 / 052

第三章

五脏信号问题大

当胸闷气短，定是大预兆 / 056

心脏跳不停，隐患最难查 / 059

肝胆相对照，病变早提示 / 062

脾为后天本，胖瘦可判别 / 065

胃病早发现，疼痛是信号 / 067

肺部隐患多，呼吸最重要 / 070

肺癌最致命，防治莫放松 / 073

肾脏五信号，区别要记牢 / 076

肾水固不固，夫妻最明晓 / 079

汤从肠中过，毒素不再留 / 082

腹痛莫忽视，包块做诊断 / 084

番外篇：五气六字诀，调理有功效 / 087

第四章

内分泌信号早警惕

淋巴一肿大，疾病便不远 / 092

分辨彩虹尿，颜色对症说 / 095

大便色与味，好坏全说明 / 097

出汗分时辰，虚实难把控 / 100

发热有症状，别当小感冒 / 103

骨病看不见，全靠感觉走 / 106

血液多病变，表皮看得见 / 109

番外篇：内分泌调理靠自己 / 112

第五章

生殖信号早注意

第乳房好与坏，软硬靠手感 / 116

月经量与时，妇科定期查 / 119

白带有多少，疾病有多糟 / 122

孕期多检查，生产不操心 / 125

产后妇科病，小心缠身体 / 128

男人前列腺，"性福"最关键 / 131

关爱小"兄弟"，危机常警惕 / 134

精液可自检，生育要备选 / 137

性爱虽私密，有病别隐藏 / 140

肛门若有疾，开塞大难题 / 143

番外篇：十点日常还你性健康 / 146

第六章

皮肤信号最明显

皮肤看颜色，深浅各不同 / 150

出门靠面子，健康靠脸色 / 153

色斑无大碍，久必生病变 / 156

瘙痒实难耐，体内有湿寒 / 159

癌症和肝炎，皮肤会表现 / 162

补充维生素，吃出好肌肤 / 165

番外篇：保养皮肤，你不知道的事 / 168

第七章

日常信号藏危机

吃得多与少，减肥有妙招 / 172

体重和身高，要向标准瞧 / 174

睡眠不牢靠，人必精神耗 / 177

眩晕是病变，全身彻底查 / 180

打鼾也是病，不治问题多 / 183

把好情绪关，稳过生理期 / 186

自语不是病，痴呆看年岁 / 189

日常要谨慎，猝死有原因 / 192

番外篇：那些被误解的养生经 / 194

第一章

头部信号
最灵敏

头痛种类多，分辨要仔细

据统计显示，约有90%的人一生中发生过一次以上的头痛现象。这一小小的、不明发病原因且不知道什么时候会过去的痛，发病率高到了几近离谱的地步。头痛有偏头痛、紧张性头疼、神经性头痛等多种不同的方式，患者有时候自己也说不清楚到底是什么部位不舒服。其不但成因复杂，诊断也很困难。因此，很多人会认为忍一忍就过去了，不会把这一种小病太放在心上。然而真正等到忍受不了痛苦的煎熬而去医院做检查的时候，才会发现不但治疗费用直线狂飙，结果还往往治标不治本，花了钱却没有解决根本问题。

头痛的致病因素多种多样，尤其是面对一些不明原因的隐疾而引起的头痛时，最先要做的是控制病情，缓解痛苦，最忌讳的是有病乱投医。

90%的头痛病都和紧张有关。

别着急，偶尔头痛一下，并不能说明一定是身体产生了器质性的病变。

一般的头痛患者，普遍的原因是压力过大、太疲劳，这属于是紧张性头痛。因为长期的工作和学习的压力，以至于引起失眠头痛的问题。你对着镜子自己照一下，如果发现眉头总是容易皱起，额头和颈部的肌肉时常紧绷，那就说明你应该适当放松休息一下了。

治疗紧张性头痛最简单有效的办法就是大笑。开怀一笑可以带动面部所有肌肉活动起来，并且还会刺激大脑产生一种激素。这是一种天然麻醉剂，可以有效缓解头痛难忍的症状。

头痛可能和感冒症状有关，建议及时测量体温。

感冒初期，通常会出现不同程度的头痛现象。此时测量体温，会发现伴有低烧，严重者还会出现全身肌肉酸痛的情况，之后会逐渐出现鼻塞、咽喉肿痛、打喷嚏以及流鼻涕等症状。一定要注意的是，服用适当的感冒药是必要的，不要认为扛一扛就会过去，以免因为治疗不及时而引起肺部炎症。

最难治疗同时还具有家族史的就是偏头痛。

偏头疼很常见，多为反复发生的单侧头疼或双侧头痛，女性患者多余男性，发病时间不定，但一般和经期有很大关系。患有偏头痛的患者中约有 60% 的人有家族遗传史，经常食用奶酪、巧克力、刺激性食物或抽烟、喝酒的人均易患血管性偏头疼。偏头疼发作时，会感觉到头部的痛感如同脉搏跳动一样具有搏动性，并且经常伴有恶心、呕吐等生理现象。

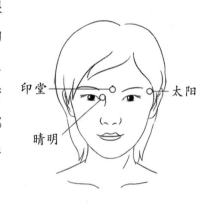

偏头痛的诱因除了生理因素外，还和过度的锻炼以及受风受凉等意外因素有关，强光、噪音、憋闷的环境以及长时间电磁辐射都是造成偏头痛的主要原因。想要缓解头痛症状，先暂时改变一下所处环境，如果症状有所减轻，可以尽量避免服药。而用手指按摩眉心位置和太阳穴，也可以在一定程度上缓解头痛症状。

随着年龄的增长，偏头痛的症状会逐渐消失，有很多常年患有偏头痛的患者到了六七十岁后再也没有复发过。平时生活中，饮食上尽量避免食用奶酪、巧克力、西红柿、牛奶以及乳酸饮料等食物，减少饮酒，有规律地运动，可以泡温水浴以及做简单的瑜伽来调节身心压力。

更多的头痛和身体病变有关系，需要引起重视。

头痛伴头晕、头涨，或者感觉头部沉重，且多发于早晨，这可能与颅外颈动脉系统血管扩张有关。如果自己本身又是高血压患者，一定要随时关注血压变化，及时到医院进行检查。

头痛部位多在眼眶的上部或眼球周围发生，并伴有视力障碍，这是由眼内压过高引起的症状，有可能是青光眼的前兆。

各类的鼻窦炎以及其他五官上的炎症，都可以引起不同部位不同程度的头疼。

最需要注意的是，如果伴有头痛同时发生的还有五官上的病变，那头痛就只不过是一种表象，重点在于检查五官上的病变。

妊娠晚期的孕妇也常发生头痛的症状，并伴有烦躁不安、失眠，继而出现恶心、呕吐、胸闷等症状。这是严重的妊娠现象，提示母婴生命垂危，严重者可导致胎儿生长迟缓或窒息而亡，必须要马上重视起来。

夏季气温高，冷饮是致病关键。

夏天暑气难耐，人体水分蒸发量大，如果补充不及时就会造成大脑暂时性供血不足，也会产生头疼状况。为了快速驱散高温，很多人喜欢趁热吃冷饮，这会造成黏膜下的血管发生短暂性痉挛，阻碍脑供血，进而产生冷饮性头痛。因此，夏季要注意及时补充所需水分，而大量食用冷饮并不是一个好选择。

针对一些不明原因的偶发性头痛，可以选择让自己静心在暗室中稍做休息，适当地冷热交替敷前额头并按摩太阳穴，睡觉时宜用平躺的姿势，在头上绑一根绷带可以减少流向头皮的血液而减轻头痛症状。

眼睛是窗户，看见病之初

眼睛是心灵的窗户，一旦这层窗户出现了问题，恐怕就会隔绝我们和这个世界最主要的联系。而眼睛又是人身体上最为脆弱的一环，发现任何异常现象一定要及早诊断，以免延误出了大问题。

最常见的眼部问题就是干眼症。

干眼症，又称角结膜干燥症，常见症状包括眼睛干涩、容易疲倦、眼痒、有异物感、痛灼热感、分泌物黏稠、怕风、畏光，对外界刺激很敏感。眼睛干涩，最直接的原因是泪液不足以润滑眼球。但其表现的症状有时候恰恰相反，当受到一定刺激时，反而会常常流泪，这是由于眼结膜存在潜在的病变性。更为严重的患者会出现眼睛红肿、充血、角质化、角膜上皮破损而有丝状物黏附，这种损伤日久则可造成角结膜病变，视力也会大受到影响。

时常感觉眼睛干涩，也和长时间使用手机和电脑有关。据统计，近年患有眼部疾病的患者年龄越来越小，这是如今网络信息化社会带来的弊病。健康用眼也就显得更为重要。

当你感觉眼睛干涩时，其实是身体对疲劳的一种反应。此时应该站起来四处走走，尝试着远眺，适当点一些可以缓解眼疲劳的眼药水。此外，还要学会在菜单上下功夫。多食用含维生素 A 丰富的食物，如牛奶、鸡蛋、含胡萝卜素的蔬菜，口服鱼肝油等，都是对眼睛有好处的。

泪腺分泌不足，通常和经常佩戴隐形眼镜有关。

眼睛干涩发展到下一步，就会发现自己经常"欲哭无泪"。这是泪腺分泌系统出现了问题。

随着科学技术的发展，一些爱美人士习惯于天天佩戴隐形眼镜。虽然看起来外表漂亮许多，却不知道这样做正是给自己的眼睛埋下了祸根。隐形眼镜每天佩戴时间不要超过 8 个小时，彩色隐形眼镜每天佩戴不要超过 6 个小时。一旦超过了这个时间范围，就会出现干眼症，进而发展到泪腺分泌不足，造成视力持续下降。当隐形眼镜长期贴附在眼球上时，会使神经末梢麻痹，导致角膜知觉减退。

改变所处环境，有意增多眨眼次数，可以有效缓解泪腺疲劳无泪的情况。如果是生理系统引起的问题，还是要及时去做一个全面的眼部检查的。

眼睛充血，可以反映出来的问题很多。

由于眼部各部分组织的血供来源不同，其表现的眼睛充血形态也不一样，反映出来的病变部位也不尽相同。眼睛充血最直接的原因就是眼睛结膜有炎症或过度疲劳，导致结膜的血管充血，给眼睛带来不适，主要是痒、异物感，还有眼睛酸胀等，情况严重时要及时就医。

最常见到的是眼睛有血丝现象，多是因为休息不好，过度用眼导致了血管弹性变差。还有的人因为意外对眼睛施加了压力而出现小血管爆裂的情况。虽然看上去很严重，但一般在一周左右身体就会自动吸收，对视力不会有很大影响。

需要注意的是，高血压患者在压力过大时会出现结膜动脉硬化的现象，外部呈现出来的表现一样是出现眼白血丝。

最为熟知的眼白出血，就是被我们俗称为"红眼病"的一种传染性极强的疾病。

红眼病被称为传染性角膜炎，如接触患者用过的毛巾、洗脸用具、水龙头、门把手、游泳池的水、公用的玩具等都有可能被传染。患病早期，会感觉到双眼发烫、烧灼、畏光、眼红，自觉眼睛磨痛，像眼睛里面进入了沙子般地滚痛难忍，紧接着眼皮红肿、眼眵多、怕光、流泪，早晨起床时，眼皮常被分泌物粘住，不易睁开，严重的可伴有头痛、发热、疲劳等症状。

红眼病一般不会对视力造成影响。如果细菌或病毒感染影响到角膜时，则有畏光、流泪、疼痛加重的表现，视力也会有一定程度的下降。治疗时除了必要的眼部用药外，在饮食上宜吃散风为主、清热为辅的食物，可用车前草、薄荷叶煎汤洗眼或服用。个人要注意不用脏手揉眼睛，勤剪指甲，饭前便后洗手。有条件时应用抗生素或抗病毒眼药水点眼。

老年眼病多谨慎，要及时检查治疗，以免让晚年陷入黑暗中。

老年人常见的便是随着年龄的增长而得了老花眼。花眼属于生理现象，不需特殊治疗，只要在准确的验光后配合适的老花眼镜即可。随着年龄增长，老花眼镜的度数要随时调整。

白内障也是老年人眼部疾病的专属。通常会双眼发病，但两眼发病先后及程度不一。患者会感觉到视物模糊，逐渐加重，不能用眼镜矫正。患了白内障的患者要尽快进行手术治疗，术后视力完全可以恢复到正常水平。

另一个非常高发的眼部疾病为青光眼，是由于眼压高于正常或眼内组织不能承受现有水平的眼压引起的功能减退。青光眼常常伴有家族病史，也和过度劳累、情绪波动、暗室内工作时间太久等因素有关。急性发作的症状有眼红、眼痛及头痛、恶心呕吐及视力骤降。慢性或轻度的青光眼往往无明显症状，偶感眼睛发胀、眼眶酸痛、轻度视物模糊及虹视，经休息后能自行好转。一些眼部外伤及白内障等其他眼部疾病长久没有得到治疗，也会诱发成为青光眼。

眼部问题除了器质性病变和衰退的因素外，多与用眼疲劳和用眼卫生有关系，还是应该养成良好的卫生习惯，保护好心灵的窗户。

鼻子做门神，把好呼吸关

鼻子是人体面部非常重要的一个器官，它能帮助我们感知身边的各种气味，中医上讲"肺气通于鼻，肺和则知香臭矣"。我们都知道，鼻子是身体上的呼吸器官，是和肺部直接相连通的。当肺脏功能正常时，气体出入鼻子畅通无阻，那么我们就能闻得到气味，而当肺脏气机失调时，则导致鼻窍闭塞而闻不到味道。相反，当鼻子功能正常时，肺部才能得到足够的空气维持身体机能的正常运作。鼻子就像是人身上的门神，牢牢把握着呼吸的关卡。一旦守门的人出现了问题，各种奇怪的病症都会找上来。

闻不到气味，如果不是感冒引起的鼻塞，也许和慢性鼻窦炎有关。

感冒时鼻塞闻不到气味，难受的滋味很多人都体验过。然而我曾经诊断过一个患者，她的症状和感冒极其相似，一到天气变化或者有刺激性气味的时候就会连连打喷嚏。刚开始她自己误以为是感冒，也并没有太在意，直到后来突然发现闻不到气味了，这才担心是不是鼻子出现了问题。结果一检查才发现，原来是鼻窦炎惹的祸。

鼻子患病后，通常的表现就是闻不到味道，慢性鼻窦炎、鼻息肉是最常见的鼻部疾病。此外，变应性鼻炎、鼻中隔偏曲、鼻腔内的良恶性肿瘤等，均可引起嗅觉的障碍。我们正常人的鼻黏膜颜色应该为粉红色。假如鼻黏膜出现了白色、蓝色或者肿胀的时候，很有可能是患有过敏性鼻炎或者是鼻子因为炎症导致的过敏。

此外，意外的头颅伤害以及对鼻子造成的直接伤害，也都有可能引起嗅觉失灵。有一些疾病也会引起人们嗅觉的减退或丧失。如阿尔茨海默病就是多以嗅觉障碍为首发症状的疾病，并伴有不同程度的嗅觉减退。

鼻头发红，出现粉刺，那说明你的消化系统出现了大问题。

照镜子时，如果发现鼻头上意外出现很多粉刺，那多半是消化系统出现了问题。多吃香蕉、红薯之类的食品，有利于保持消化道通畅，避免消化不良。粉刺是因为胃肠道吸收且排泄不了你输送的物质，才以此种形式排泄出来。

当鼻尖突然发红，说明你的肝脏超负荷了！最常见的原因便是饮酒过量，身体为了分解酒精而把血液滞留在肝脏里，由此导致血管扩张才让你有了红红的鼻头。控制饮酒，不单是为鼻子负责，更是在为你全身的健康负责。

红鼻子（酒糟鼻）除了和喝酒多有关，还可能与多种疾病有关，比如，压力或焦虑、过敏症、花粉热或甲状腺疾病等。

爱流鼻血，也许是早期肝硬化的前兆。

上火流鼻血似乎是再正常不过的事情，但如果你本身肝脏就不太好又常流鼻血，就要注意去检查肝脏问题，这也许正是早期肝硬化的前兆。有三分之一以上患慢性肝炎或肝硬化的患者，其面部、眼眶周围皮肤较病前晦暗黝黑，面容消瘦枯萎，脸颊有小血管扩张，口唇干燥，这就是"肝病面容"。

《灵枢·百病始生篇》说："阳络伤则血外溢，血外溢则衄血。"鼻血的产生也是各种原因引起鼻部阳络损伤的结果。

流鼻血时，一般人都习惯于将头向后仰，鼻孔朝上，希望血液不要流出来。殊不知，这样做不但不能够止血，还会造成血液倒流进喉咙里面，进入到胃肠道，对肠胃黏膜造成刺激。如果不小心倒流进了肺部和气管，还有可能出现生命危险。

正确的止血方法是：

1. 保持正常直立或稍向前倾的姿势，压迫止血。

2. 如果产生了少量的凝血块，没必要擤出来，其有助于血液凝固。

3. 将流血一侧的鼻翼推向鼻梁，并保持 5～10 分钟，使其中的血液凝固，即可止血。如两侧均出血，则捏住两侧鼻翼。

4. 患者左（右）鼻孔流血时，另一人用中指勾住患者的右（左）手中指根并用力弯曲，一般几十秒钟即可止血；或用布条扎住患者中指根，左（右）鼻孔流血扎右（左）手中指，鼻血止住后，解开布条。

5. 让患者坐在椅子上，将双脚浸泡在热水中，可止鼻血。

多吃蔬菜、水果，如苦瓜、西瓜等清热降火以及富含营养且清淡、易吸收的食物，改掉用力挖鼻孔的习惯，保持室内空气湿润，都可以在一定程度上预防流鼻血的情况产生。

观察鼻涕的颜色，一样可以判断是否健康。

健康人群的鼻涕是清澈的，而一旦身体出现严重疾病，白细胞会自动分泌一种绿色酶而导致鼻涕出现黄色或绿色。

鼻涕为白色，并且伴有鼻充血和鼻塞，这有可能是感冒和鼻炎的表现。

鼻涕为黄色，证明身体的免疫细胞以及病原体被排出到了鼻黏液中，是感冒正在加剧的表现。

如果鼻涕为黄绿色，且伴有头晕头痛等，这些都是鼻窦炎的症状，抓紧时间去看医生才对。

当鼻涕为红色时，除了干燥、发炎以及外伤的可能性原因，鼻中隔一侧偏曲也会导致鼻黏膜变薄，抠鼻等动作都会造成鼻黏膜破损或糜烂出血。

如果出现了黑色的鼻涕，无疑是受到了真菌感染，表明人身体的免疫力水平相当低，但避免盲目进补，需要在医生的指导下选择合适的方式来增加自身免疫系统的抵抗力。

疾病小信号，靠听也知道

古书上说，天下万物都是阴阳调和而生，我们人身体上的器官也都是以成双成对的方式出现，身体上生出的疾病也都是因为阴阳不调而出现了问题。人是靠感官来和外部的世界进行交流，因而也最容易感知到感官上的问题。我们常夸一个人的时候说他耳聪目明，耳朵的好与坏比其他五官都更为重要。耳朵常会为身体的诸多不适提前发出信息，如果能及时予以重视起来，可以防治很多隐疾。

听力下降，查一查是不是肾部出现问题。

中医说"肾主藏精，开窍于耳"，耳朵与肾脏之间有着千丝万缕的联系。一般来说，耳朵红润而有光泽的人，说明他先天肾精充足。耳垂小的人肾精不足；耳垂饱满、坚厚、明润的人则肾精充沛。这是肾精于耳朵上的表现。耳朵颜色淡白，手脚冰凉且怕冷的人，多半是因为肾阳气不足。当感觉到出现听力下降的问题时，很可能是在提示你肾脏出现了问题。如果与之相伴有长时间的耳鸣现象，那么去医院做检查的时候一定要找中医来诊断一下肾的虚实。

在人的身体上，耳朵的轮廓和肾脏的形状最为相近。既然耳朵和肾脏是表与里的关系，那么对耳朵的保健也间接等于是对肾脏的保养。平时可以多用手拉拉拽拽耳垂、耳郭等，不但可以延缓其功能的退化，对肾脏也是一种按摩。

耳朵不仅仅只和肾脏相关，耳朵上出现的小信号关联到人身体上的五脏六腑。耳朵出现红肿，是上火的表现。耳垂出现血管过于充盈、扩张的情况时，严重者还能在耳朵上看到一些圆圈状的痕迹，则表明心肺功能出现了异常。尤其是有冠心病史的患者，对这一耳朵小信号要特别注意。

耳朵意外流脓，严重者可致耳聋，甚至面瘫。

耳朵出现流脓现象且持续相当一段时间，首要考虑的是中耳炎的可能性。一旦确诊为化脓性中耳炎，就必须要尽早考虑手术治疗。如果反复流脓，且长时间得不到有效处理，最后可能会导致耳聋，甚至出现面瘫的结果。尤其是嗅到耳朵流出的是带有臭味的液体时，说明手术治疗已经刻不容缓。

虽然耳朵方面的疾病一般不会引起生命危险，但胆脂瘤型中耳炎却是个意外。特别严重的胆脂瘤型中耳炎会引起脑膜炎以及脑脓肿的情况，其并发症完全可以致命。

耳朵反复流脓时的三种可能情况。

一是鼓膜穿孔后没有长好，游泳、洗澡、洗头时，脏水进入耳朵就容易复发；

二是鼓室乳突里边有肉芽、炎症长期存在就会长期有分泌物出现，一旦感染就会流脓；

第三种就是上面提到的中耳炎。

需要提醒的是，中耳炎患者经常会发现，一吃药就好不吃药就会反复，这其实是引起致病的细菌还没有完全被杀死的原因。如果不能坚持服药，急性炎症就会转化成慢性，也就会更难治疗。因此，急性期吃药应在症状消失后，仍至少坚持服药 3 天。

平时应注意保持耳朵的干燥，避免感冒，吃些消炎药预防感染。感冒鼻塞后擤鼻涕的方式不对；游泳、洗头耳朵进水；掏耳朵时不小心掏伤耳朵等不注意的小意外都是引起中耳炎的罪魁祸首。

耳痒可能是多种疾病的信号。

外耳道瘙痒通常是真菌感染引起的。由于外耳道皮肤内有许多神经末梢，所以感觉非常敏锐。真菌性外耳道炎患者常感耳内剧痒，如有细菌混合感染，则可出现耳痛、耳流脓症状。

耳朵内部发痒，尤其是在梅雨季节特别严重，则可能是患上了外耳朵湿疹。因为掏耳朵时意外将霉菌带进了耳道，于是就会出现类似于足癣一般的发痒和渗液症状。初起时耳孔发红、出水疱，搔破后流黄水，都是耳内湿疹的表现。如果耳内分泌物，即我们常说的耳屎长期得不到清理，也会出现耳朵发痒的情况，严重者还会引起耳朵炎症。

患有糖尿病的老年人也容易出现耳朵瘙痒的情况。另有一种蠕形螨会寄生在耳朵中，也会造成奇怪耳痒的情况。

耳朵痒不算什么大病，但痒起来实在让人心烦意乱。难忍之余，就会有种种不当之举，譬如用火柴梗、头发夹掏耳朵。这种习惯不仅不雅，还十分有害，轻则挖破外耳道皮肤，招致细菌感染为急性外耳道炎，疼痛剧烈，还流脓水；重则有可能捅破耳膜，严重影响听力，后果不堪设想。因此，有耳痒情况的患者应该去医院找医生检查，采取相应有效的治疗措施。

发生耳鸣，意味着体内有多种疾病隐患。

中医认为，肾虚会引发耳鸣现象。在平时的生活中，疲劳、精神压力、情绪波动等都可以引发耳鸣。耳鸣的病因非常多，甚至颈椎病也会造成耳朵鸣响。如果出现经常性的耳鸣，则暗示体内其他疾病的存在，需要尽早请医生帮助寻找病因。

保护耳朵，是很多人非常容易忽视的一个问题。平时尽量避免耳朵进水，不乱掏耳朵，不要给耳朵挂太重的饰物，减少戴耳机的时间以及降低音量，都是对耳朵的保护措施，不容忽视。

嘴巴难处多，说说早分晓

嘴巴的位置最为特殊，我们一天三顿饭都要通过口部来进行营养摄入，与此同时，也正是因为口不择食而致生多种疾病。当嘴巴出现一些疾病小信号，一定是在提示体内出现了大问题。越是及早诊断，就越有利于治疗。

口臭不是因为没刷牙，很有可能是癌信号。

很多人会认为口臭是因为饭后没有及时刷牙，却不知道口臭也分很多不同种类。肝、肺、肾和胃部的病变都会通过嘴巴表现出来。

当出现腐腥味的味道时，一般是和肺部疾病有关，肺部感染、支气管炎、肺脓肿、慢性气管炎、肺炎、肺气肿甚至肺癌都会引起不同程度的口臭。当肺部出现病变，常会呈现出腐酸性的口臭，并且有发烧和脓性痰的情况出现。爱好吸烟的同志更要多加注意这一点。

有上呼吸道疾病出现时，如鼻窦炎、扁桃体炎、咽喉炎等，一般会呈现腐败性的口臭。

酸臭味的口臭和胃病有关，这是因为食物在胃里面滞留时间太长而消化不了，不得不出现气味逆行的现象。如果患有反流性食管炎，也会不断地释放酸气。

嘴巴里出现烂苹果味道时，是因为体内血糖超标，再不加以控制就会有生命危险。

尿骚味道的口臭多半源于尿毒症，当慢性肾炎等肾病发展到肾衰竭地步的时候，身体内的毒性物质无法排除，就会上行到嘴部，这是病情加重的危险信号。

当肝功能开始出现衰竭，其代谢和分解毒素的能力就会大幅度下降，进而导致血氨水平升高，使得口中出现略微带有甜味的排泄物臭味，特别像是烂苹果的味道。这被称作是"死亡的气息"，其严重性可见一斑。

当发现口中气味怪异时，也有可能是细菌侵入了牙齿，在牙根和牙龈之间繁殖引发了牙龈炎，从而出现难闻的口气。此外，口腔清洁不彻底，食物残渣形成的齿垢也会让你呼出难闻的气味。而焦虑、失眠以及精神不调都会引起口臭，千万不要因为一时对嘴巴的疏忽而最终导致不可逆转的悲剧。

嘴唇颜色的改变，最能说明血液问题。

嘴唇的表皮很薄、非常柔软，而且是透明的。所以，我们就能看到嘴唇表皮里的血的颜色。因此一旦血液产生问题，最先起变化的就是嘴唇。

当发现嘴唇过白，或者颜色开始变浅，毫无疑问这是血红细胞不足的表现，严重者可能会出现贫血的情况。此时可以多吃一些动物的肝脏或者豆腐，有助于改善贫血状况。如果嘴唇颜色过于艳红，并不能证明血液好，相反却是热症的表现。体内有热症时，水分会减少，体温上升，身体的自动调节功能减弱，才会出现脸颊以及唇部和舌部发红的现象。多喝水，吃新鲜水果有助于败火去热。

嘴唇容易干裂，80%是早期胃炎。

经常感觉到嘴角刺痛甚至出现红肿破裂的现象，这和早期胃炎有着直接关系。当胃壁黏膜处于疲劳状态时就会引发内热，表证表现为嘴角红肿。早期胃炎并不需要太过于担心，这基本都是因为吃饭时狼吞虎咽造成的胃疲劳，多咀嚼几下，给胃减轻负担，当胃壁的温度降低后嘴角红肿的现象也会慢慢消失。

而嘴唇虽然也属于皮肤，却并没有汗腺，无法保存水分和油脂，更无法通过排泄水分的方式来调节体温。当其出现干涩等症状时，就说明身体缺少足够的水分，此时抵抗力也会减弱，给细菌、病毒造成可乘之机。多喝水可保持口腔黏液充足，用淡盐水漱口，能有效改善这一问题。

睡觉流口水，需要去看消化科。

早晨醒来后，很多人会发现嘴角挂着口水，这是由于晚上唾液分泌过多造成的。当肠胃功能虚弱无法充分吸收摄入的水分时，口中的唾液就会因此而被稀释，趁着熟睡时从嘴角流出。如果长期发现睡觉流口水，并且还时常感到肠鸣、胃鸣，一定要及早去看消化科。

口腔溃疡莫大意，这是心毒在作怪。

口腔溃疡是一种反复发作的口腔黏膜疾病，免疫力低下的人在季节变化的时候最容易患上口腔溃疡。尽管不用药也可以自愈，但一定要引起大家足够的重视。中医认为，心开窍于舌，口腔溃疡舌尖发红，提示有心毒。口腔溃疡长期反反复复，说明心火旺盛。平时多注意口腔卫生，保证规律生活和营养均衡，避免过度劳累，保持心情舒畅，可逐渐提升自身免疫系统，减少口疾发生。

舌是百味瓶，尝出健康味

夏季，不少人容易出现口腔异味，如此时对着镜子仔细观察一下舌头，就会发现舌苔颜色有改变。舌头可以说是人体中功能最多的一个器官，布满舌头表面的味蕾还能让我们感受到食物的酸甜苦辣，而舌头上舌苔的颜色、多少和薄厚，都和我们的身体健康状况息息相关。

舌苔发黄是热证，发白是寒证，需对证施治。

当发现舌苔黄腻时，这是典型的湿热的表现，主要的问题在于肝和脾。如果伴有口渴，说明肝火旺，并且还会不由自主地喜欢发脾气。而肝部出现问题，就会影响脾胃的升降和胆汁的排泄，进而造成体液逆行出现口中异味。口臭是因为脾胃不调，口苦是胆汁排泄紊乱。再加上对舌苔颜色的辨别，就可以找到病灶所在。

舌苔发白的状况多出现在体内有湿气的患者身上。体内有湿浊或痰饮停积，就会使舌苔出现厚白或白腻苔。常见的病症主要有慢性肾炎及哮喘、慢性支气管炎、支气管扩张等。

也有不少患者会出现舌苔发黑的情况，而且还分为棕黑、灰黑、焦黑直到漆黑等深浅不同的情况。凡是行医多年的老中医遇到这样的情况，基本都会摇头。当病人出现此种舌苔时，就说明其患病时间已经很长，病性比较复杂而且很严重。在中医看来，舌苔发黑是热极化火的表现，有一些慢性疾病，例如尿毒症、恶性肿瘤等，在病情恶化时，都会出现黑苔的情况，一定要引起足够的重视。

现代人工作生活节奏快压力大，如果经常熬夜、抽烟过度，也容易出现黑苔的现象。如是暂时现象，经过休息后会有所恢复，不需要太过于担心，平时多注意劳逸结合。

如果出现以下几种很少见的奇怪舌苔现象，在明白病灶于何处的同时，还需要抓紧时间就医。

镜面舌：舌面无苔，光滑如镜。如果是老年人的舌头像镜子那样光滑，舌底面两根静脉增粗延长，表示有肺心病。年轻人出现镜面舌，有可能是营养不良，体内缺少铁元素和维生素 B2 所致。如果是久病者出现了镜面舌，则表示其体内津液缺乏，病情开始加重，同时要注意检查是不是有败血症的状况出现。

牛肉舌：舌质暗红。此种状况常见于恶性贫血的患者。日常饮食中要加强营养，纠正偏食习惯及不正确的烹调习惯。多食新鲜蔬菜与水果和动物肝脏，更建议到医院去做血常规与骨髓液的检查，以便确诊病情并及时治疗。

点刺舌：舌头上有很多红色的刺点出现，类似于草莓的表面。如果点刺多出现在舌尖或舌边，表示热盛，可见于各种发热、感染性疾病或大面积烧伤病人；点刺出现于舌中，多为热毒更盛或热入血中，容易发生休克、神志昏迷。长期失眠、便秘或者上夜班的人也容易出现舌苔点刺，适当调整营养和休息，多补充维生素，可以有效缓解症状。

小小的红色点刺，很有可能有致命的危险，一定要引起足够的重视。

僵硬舌：舌头无肿胀和萎缩现象，但却活动僵硬，也称为"舌强"。这说明患者自身的疾病已经非常严重，并且会不定时出现神志昏迷和抽搐的现象。也有因为舌溃疡和舌苔堆积而使舌头出现活动不便的情况，其非常容易与舌强相区分。

除此以外，还有的患者舌面上会出现纵横深浅不一的皱纹甚至是裂纹。情况比较轻的多属于舌黏膜萎缩，情况重的则是舌头出现萎缩性病变，这是绝对不能忽视的前兆。还有的患者因为营养缺乏，而在舌苔中间出现一小块剥落的空白，医学上把这种现象称为穿心舌，多半和饮食以及自身肠胃的调节功能有关。更有一些甲状腺功能亢进、高血压、高热和某些神经系统方面的疾病，会造成舌头在伸出口腔的时候出现不由自主地颤抖现象。

有的人会毫无意识地反复将舌伸出口外去舔嘴唇，不要简单地认为这只是个不良的坏习惯，医学上称之为弄舌，是心脾有热的先兆，如果是小儿喜欢做这种动作，家长要注意检查其是否有智力发育不良的情况。

中医对舌苔的检查非常重视。舌苔、舌质，包括舌头的胖瘦、颜色红润与否及舌上的裂纹、是否有齿痕等，这些都是人体健康状况的反映，而且舌诊本身也是中医诊断方法中很重要的一种，可以与患者其他的特征、状况相联系，以综合判断患者的健康状况。

而舌苔的偶尔异常变化有可能是由于进食少或者进软食，使咀嚼和舌的动作减少或唾液分泌减少所致，也可能是食物残渣残留引起的。其实正常人舌体背面均存在舌苔，只是程度不同而已，有些情况下确实会导致舌苔过厚，尤其是夏天，此时也更容易出现口腔异味，但一般不会对健康产生不良影响。通过舌苔辨健康，还需要有一颗淡定的心态做后盾才行。

番外篇：头部保健小常识

异常信号是疾病的征兆，日常小小保健动作，不但可以缓解疾病症状，而且还能使身体健康。真正的妙用，就在于每一天对这些小习惯的坚持。

保养头发防受损

1. 不管你多久洗一次头发，选用适合的洗发水与护发素是保证秀发得到必要滋养的关键。如果经常染发，可以用比较温和的洗发水、护发素，可以为脆弱的染后秀发提供至为重要的保护。

2. 湿发特别容易受损。头发湿润时会膨胀，在这种状态下，头发非常脆弱，更容易发生断发。洗头后，要使用宽齿发梳，而且要等到头发快干时才梳头。

3. 头发的平均生长速度很慢，而目前流行很多有关头发生长的说法及一些迷信的加快头发生长的做法都是误导，其实并没有任何洗护用品或者其他方法可以增快头发的生长速度。莫要拔苗助长，最后受伤的还是自己。

4. 紫外线会使头发中的蛋白质流失，这是头发受损的一种表现，而经日光漂白的头发会干枯。所以，如果要在日光下待很长时间，戴上一顶帽子，是很多爱美女性的最好选择。

5. 定型产品使用过量而造成的残留、气味的变化或发型的变化，会改变秀发感知与表现的方式，从而可能给人造成洗发水与护发素不起作用的错觉。尝试使用深层洁净洗发水洗发，或者改换洗发水品牌和配方，能使秀发重现新颜。在夏季适宜使用丰盈洗发水和护发素，冬天则使用保湿洗发水或护发素效果会更好。

6. 自然条件下，我们每天会掉落 50 到 80 根头发。如果压力很大，就会在短期内出现大量掉发的现象。如果此症状不能及时调整，就需要抓紧时间去看医生。

眼睛保健，最重要的还是劳逸结合。

1. 产生眼疾的患者，大多为计算机操作人员。他们的症状并不是病理变化所引起，而是由于用眼不当所致。保护眼睛首先要做到第一点就是劳逸结合，如看书或使用电脑 2 小时要休息 5 ～ 10 分钟，此时可远眺窗外景观，或转动眼球、做眼保健操等，只要不集中在近距离用眼，都有休息效果。

2. 使用电脑的时候，最佳角度是保持 15 ～ 20° 的下视角，这样可以最大限度地减少眼球暴露在空气中的面积，进而降低眼睛干涩的强度。多眨眼睛，避免工作位置在空调出风口处，减少眼睛对眼药水的依赖。

3. 做一下眼保健操，可以加速眼部的血液循环，减轻眼部肌肉的疲劳。建议进行球类活动，如乒乓球、羽毛球、足球、高尔夫球等，当眼球追随目标时，睫状肌不断地放松与收缩，以及眼外肌的协同作用，可以提高眼的血液灌注量，促进眼部新陈代谢，从而减轻眼疲劳。

4. 注意营养均衡，多吃些坚果类食物。鸡肝有助于保护视网膜，民间有"大蒜百益而独害目"的说法，要减少辛辣食品的摄入。菊花茶可消除眼睛浮肿及疲劳，对治疗眼睛疲劳、视力模糊有很好的疗效，枸杞和决明子都有很好的护眼效果。

鼻子保养靠按摩

按摩穴位，保养鼻子的健康，可以有效地改善鼻黏膜以及血液的循环，不仅可以增强防御能力，还可以避免一些呼吸道疾病的发生。

风池穴：位于头部后方，后头骨下，两条大筋外缘凹陷处，与耳垂齐平，左右各一。功能：疏风清热、聪耳明目、醒脑开窍。

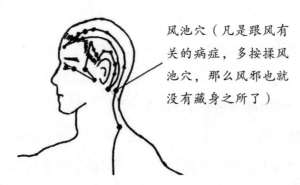

风池穴（凡是跟风有关的病症，多按揉风池穴，那么风邪也就没有藏身之所了）

百会穴：位于头顶正中心，头颅正中线与两耳尖直上连线的交叉点。功能：升阳举陷，益气固脱。

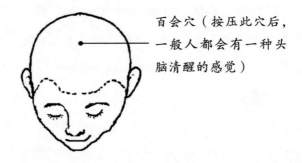

百会穴（按压此穴后，一般人都会有一种头脑清醒的感觉）

太阳穴：太阳穴在前额两侧，外眼角延长线的上方，在两眉梢后凹陷处，左右各一。功能：祛风清热、清头明目。

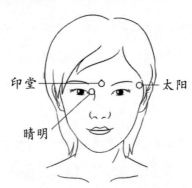

印堂
太阳
晴明

印堂穴：位于前额部，两眉头连线中点处。功能：疏风清热、止痛、清脑明目。

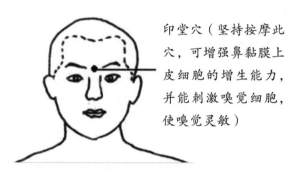

印堂穴（坚持按摩此穴，可增强鼻黏膜上皮细胞的增生能力，并能刺激嗅觉细胞，使嗅觉灵敏）

睛明穴：位于内眼角上方凹陷处，左右各一。功能：降温除浊。

迎香穴：鼻翼外旁约一厘米，鼻唇沟内，左右各一。功能：清热、散风、通窍。

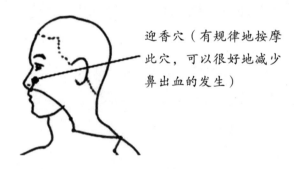

迎香穴（有规律地按摩此穴，可以很好地减少鼻出血的发生）

平时可以多用冷水洗鼻，有助于刺激鼻部感觉。

耳朵保养需要防污染

1.洗澡或游泳时，要注意防止污水进入耳道，避免诱发耳道感染。尽量不要挖耳屎，因为耳屎对耳道有保护作用，并可以自行排出，如耳屎过多堵塞耳道时，要请耳科医生检查处理。

2.平时要注意调节情志，保持心情舒畅，饮食要以清淡为主。在生活和工作环境中，尽可能地避免或减少噪声对耳的损伤，周围环境的噪声不要超过 65 分贝。如果超过了这一范围，就需要佩戴相关防护措施，以免造成永久性伤害。

3. 对耳朵的按摩，还能起到预防感冒和治疗失眠的效用。用拇指、食指相对压迫耳郭上的耳屏，重点按压外鼻、内鼻、咽喉等对应穴位，要求一压一松，用力适中均匀，有一定痛感，每部位做 10 ～ 30 次，双耳可以交替进行。

嘴巴保养最重要，还是要从吃下手。

1. 少吃辛辣食物，少喝酒，多喝水，可以吃些苦瓜、莲子、绿豆、柚子等去火的食物，每天吃饭不要太油腻，以清淡为主，多食瓜果蔬菜，不吃油炸食品，少食牛羊肉等容易上火的食物。这些看似纷繁复杂的饮食建议，远远比吃消炎降火的药物更对嘴巴有好处。

2. 定期进行口腔检查，勤漱口，早晚刷牙是必不可少的工序。但一天之中不宜过多次数刷牙，因为这样会损害牙齿的健康。正确的刷牙方式和合适的牙刷、牙膏是决定牙齿是否健康的关键。

3. 多喝水也可以很好地清理口腔。但是注意饭后喝水不能太多，太多会淡化胃液，就容易导致肠胃消化不良。

第二章

四肢信号
伤身体

手为第一关，养护是关键

　　人有五脏，手脚各有五指，在我们的手掌上密布着许多看不见的穴位，手掌上的每一个细小变化都可能预示着身体内部的病变。双手有丰富的末梢神经和血管，它的敏感性超过了大多数人体器官。当体内出现了某些病理性变化，往往能透过手显示出来。

　　手部皮肤出现红斑，可能是肝掌的预兆。

　　正常人的手掌掌面和背部通常呈现为淡红色，但如果手掌出现片状充血、斑块、红点，那就要小心了，你的手可能已经变成了"肝掌"，证明肝脏出现较为严重的病变。

　　患有肝病的人，通常会发现自己的手在大拇指至小拇指的根部之间的大小鱼际处的皮肤出现了片状充血或是红色斑点、斑块，手指按压后变成苍白色，抬手后立即恢复，这就是"肝掌"。这是由于肝病会导致激素分泌紊乱，使得皮下血管出现肿大膨胀。如果肝病患者出现肝掌，证明肝脏的代谢功能出现了问题。红斑还可能延伸到手指、手臂的位置。

　　但即便是出现肝掌的现象也并不一定都有肝病。曾经有患者听完我介绍肝掌后，慌里慌张地认为自己一定是得了肝病。后来到医院去验血检查，发现各项指标都很正常。后来又来找到我诊断，原来是体内激素分泌过多，超过了肝脏的灭活能力，从而导致出现肝掌现象。

如果出现肝掌现象，到医院去检查清楚病因才更利于接下来的治疗。

手抖或者手麻，需要看年龄段去辨别是甲亢还是中风。

类似于帕金森病的手抖现象，很可能是甲状腺功能亢进造成的，其在任何年龄段都可能出现。一般在情绪紧张或者进行精细操作的时候就会出现，对日常的生活影响并不明显。在诊断的时候，要首先排除心理因素造成的紧张现象，其次才需要考虑是否为甲状腺功能的异常。

但如果是老年人频繁出现手抖的现象，首要考虑的就是帕金森病，需要去检查中枢神经系统是否发生病变。

不过通常出现手抖的同时，也会伴有长时期且频繁的手麻情况。短暂性的手麻是因为神经或者血管的压迫，但患有高血压、糖尿病等病史的患者如果突然出现手指麻木的情况，要注意是否为中风的前兆。如果还伴有肢体麻木、头晕、呕吐、说话不清楚、视力模糊等症状，就必须尽快到医院去做全面的检查以确定病因。

手凉或者手热，需要在饮食上做调理。

手脚冰凉的症状往往会在入冬后群发，尤其是女性朋友经常会感觉到四肢冰凉且畏寒怕冷，往往还会伴随有倦怠乏力、腰膝酸软、肠胃不适等情况。这可能是脾肺虚、气血弱、三焦经络不通畅的表现。在中医看来，脾是气血生发的源头，如果脾脏失调了，就会导致流通到身体末梢部位的血液出现循环不畅，从而出现抗寒能力差的情况。平时多吃一些温补的食物，如羊肉、红枣、桂圆、糯米等，可以滋脾生津、

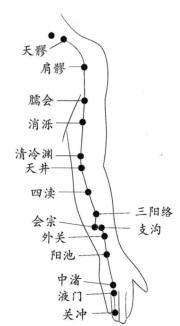

益气和中，有效改善四肢冰凉的状况。此外，还要加强锻炼，避免久站久坐，睡前多用热水泡脚，这些都有利于症状的缓解。

也有的人习惯性地手发热，并伴有心烦易怒、失眠多梦、头昏眼花、双目干涩、两颊潮红等症状，这是典型的阴虚表现，可能还是血虚与积食的综合症状。肾阴不足时，要避免吃温燥的水果，如桂圆、荔枝以及花椒等调味品和油炸食物。如果是夏天手心热，冬天手脚凉，这是由血虚导致的症状，要注意补养气血。儿童出现发热，多是积食所致，重点在于强化脾胃消化功能。

辨别自己手凉还是手热，通过和别人握手可以很鲜明地对比出来。中医上有几句口诀可以说明手心温度的问题，"手掌长握热到烫，多是实热炎症伤；握久反而不觉热，多是体内有虚火。手掌握着像冰块，寒气游窜体内外。若是只有手指寒，心脏血管慢循环。"这几句话要熟记在心，以便对症下药。

手黏阴虚火旺，手干气血不畅。

有的人会患有一种手汗症，手心脚心都非常容易出汗，甚至能感觉到手掌部位整天都是黏黏的，同时还伴有全身燥热以及咽干口燥的现象，这是心肾阴虚水火不交的表现。多吃滋阴的食物，并且保证充足睡眠，用米醋加温水泡手泡脚，就可以慢慢调理过来。

与此恰恰相反的是，有的人双手非常容易干裂，尤其是在气候比较干燥的秋冬季节，手背上非常容易起皮、皲裂，这是因为体内的气血运行不畅。当气血亏虚时，皮肤吸收不到足够的养分，其汗腺和皮脂腺的功能也会受到很大影响。尤其是在寒冷的天气下，肢体末梢的血液循环更容易受到影响而导致气血传递不畅。皮肤出现皲裂等变干现象时，说明皮肤的抵抗力正在变差。此时饮食上要注意忌食生冷的食物，不要频繁洗手和过度使用肥皂，注意涂抹护肤霜，可以适当吃一些桂圆、红枣和当归汤。

中医看病，往往先从手看起，因为手不仅是人体的重要器官，还是人体健康的"显示器"，从手的细节可以了解到整个身体的健康状况。我们普通老百姓平时越是注意对手的保养，也就越能给自己一个健康的身体。请记住，爱护双手，不仅仅只是爱美女性的专利，这应该是每一个人的养生必选功课。

五指各长短，健康关系大

五指是手部最明显的器官，其长短、大小、粗细各不相同。五根手指，各司其职，相互配合，才完成了各种复杂的动作；而同样的五根手指，从中医角度讲，又各主不同的脏器，其相互补充，才保障了全身气血的顺畅。我们很多人常常注意指甲或者手掌等更容易引起重视的部分，却不知道手指上的一些小变化，同样是需要高度警惕的。五指虽然各长短，但和健康都有着非常密切的关系。

出现意外指关节粗大，和胆固醇过高有关。

指关节粗大，是胆固醇高的表现。当拳头紧握的时候，如果关节处出现隆起的黄色硬结，那就要注意测量胆固醇水平了。指关节的胆固醇堆积物隆起是"家族性高胆固醇"的重要症状。

手指上部突然变粗，是因为肺不好。如果还出现了上粗下细的变形，就一定是肺部疾病无疑了。这是因为肺部的病变会产生一种特殊的物质，它会堆积于手指尖，从而导致肿胀情况的出现。

手指特定部位的病变，提示着有特殊的隐疾。

患有心脏病的人，在大拇指下肌肉隆起的地方有一条或者数条很深的竖纹。这里被称为大鱼际处，此处的变化提示患者可能存在心肌供血不足的情况。病情特别严重的人，整个大鱼际处会发青，颜色甚至会变得暗紫。如果在大鱼际下端腕横纹上有青筋出现，腰腿痛和下肢风湿关节痛的症状一定会在近期来反复纠缠你。

患有高血压的人，在中指近手掌处的地方特别容易出现红色的暗斑。情况严重的患者会发现，这些暗斑甚至会串联成珠。相反的，如果是低血压患者，这个位置则会呈现出青色，或者是出现白色的暗斑。两种症状的表象是完全相反的。

如果肺部有疾病，如肺炎或肺结核，那么在无名指和小指与手掌连接的关节处就经常会出现"＃"字样的手纹，并且还分散着一些不太明显的红白相间的斑点。此时要注意，如果这些斑点变成红色，甚至辐射到整个手掌的面积，那是在提示你血液中的血脂、血糖以及血黏度偏高。在小指下方手掌的偏三分之一处是糖尿病的反射区，患有糖尿病的人要特别注意这一区域的颜色变化。如果此处的颜色是青紫潮红很难分辨，那要注意身体内是否有癌细胞病变。

女性在经期前后，要多注意观察小指下面近掌根的小鱼际处的颜色变化。一般在经期，此处会出现潮红，经潮退却后红色也会渐渐隐退。如果在非经期出现了颜色的变化，就有可能是内分泌紊乱的表现，需要做多方面的观察。而在女性右手手掌的正下方，注意观察此处是否有白色或者黄色的突起斑点。尤其是黄色斑点出现时一定要引起特别重视，这很有可能和癌变有关。

了解五指对应不同的经络，从各个手指上的变化深入探究腹脏中的病变。

拇指对应肺部经络，主要掌管心脏和肺部的问题。如果拇指突然出现疼痛的症状，多半是在预示心血管方面的疾病或者是肺部的疾病。尤其是对老年人来说，因为肢体的末梢神经感觉已经不那么灵敏，对手指的疼痛常常无视，所以更要留心其相关方面的变化。如果在日常生活中出现了咳嗽、气喘、心慌等症状的话，可以多按压自己的双手拇指来刺激心肺功能，以缓解症状。

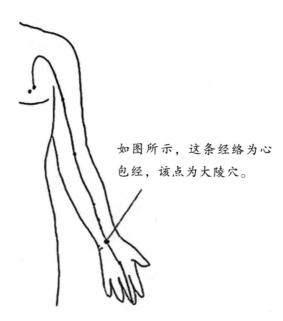

如图所示，这条经络为心包经，该点为大陵穴。

食指对应的是胃部和大肠的经络，并且可以反映出肝脏和胃部的变化。经常有咽喉肿痛、咳嗽、发热、出汗、呼吸急促、口干、牙痛、腹泻或便秘症状的人，更应该多按压食指来刺激肠胃道的经络，促进体内的代谢功能运转。

在中指上有心包经经过，因而中指对应的便是心脏、血液循环系统和肝脏的经络。中指疼，就是在提示肝脏和心脏方面的疾病。对中指的按摩，可以有效地减少胸闷、心悸、心烦、烦躁易怒等症状。

无名指为三焦和心包经络的反射，对应的脏腑是肺部。当无名指出现莫名的痛感时，如果同时还伴有咳嗽、气喘、心烦口渴、痰多的症状，就需要平时走路、坐车、看书时多对无名指进行一些按摩性的刺激，可在很大程度上缓解肺部疾病给身体带来的影响。

小指出现疼痛，一般和肾脏或者小肠的问题有关。这是因为小指对应心和小肠经络，主肾脏和循环系统。如果在小指疼痛的同时，还出现有尿频、尿急、腰酸、腹泻的现象，可按压小手指，要注意从掌心方向向指端进行揉捏，每次5分钟左右，每天2～3次即可。按压后轻甩双手放松。

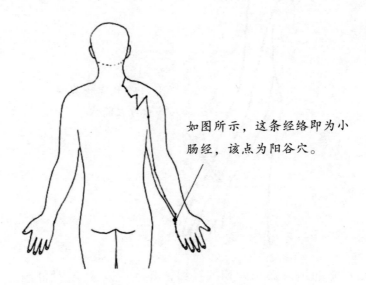

如图所示，这条经络即为小肠经，该点为阳谷穴。

双手是人体健康的晴雨表，多观察自己双手的变化，一旦手部出现异常，就应及时就医，查明具体原因，为健康做好提前保险。

指甲月亮白，生命健康圈

很多人都知道指甲表面的月牙白和健康有着密切关切，通常来说，月白暗示着人体的免疫力情况。月白的数量越多，就证明免疫力越强。但并不是每个手指上都会出现大面积的月白，大多数人的拇指和食指上的月白比较明显。中医认为，指甲月白是阴阳经脉界线，是人体精气的代表，因此也被称之为健康圈。指甲月白的发育，要受营养、环境、身体素质的影响。身体上的细微变化，都会引起月白在面积、颜色以及数量上的改变。

月白面积的大小，和消化系统的强弱有着密切关系。

当指甲上的月白面积少于指甲的五分之一时，就表示人的精力不充足，肠胃的吸收功能也正在变差。如果是大于五分之一，那就是心肌肥大的表现，会更容易患上心脑血管方面的疾病，此时特别要注意防范高血压以及中风情况的出现。

有的人在某一段时间中突然发现手指甲上的月白开始变得晦暗，甚至出现了萎缩乃至于消失的情况，这是在说明身体某些方面的功能消耗了太多，或是患上了肿瘤、出血的疾病而无法及时补充到足够的能量。如果性生活过于频繁，月白也会慢慢消失，并且很难再重新长出来。

中医有句话：精足人壮，精弱人病，精少人老，精尽人死。在日常生活里，及时恢复精气神，保养好身体，才更有利于我们的身体健康。"精不足补之以味"，出现月白消失的状况时，首要补充的就是蛋白质，以奶类、蛋类、豆类、鱼类、黑色性食物、种子性食物、胚胎性食物为首选。坚持一个月后，就可以看到半月痕又重新出现了，这就证明精力已经得到一定的恢复。

月白颜色有变化时，一定要多加注意。

正常的月白，以奶白色为最健康，颜色越白，就表示精力越充足身体越健壮。当我们的身体出现问题时，就会通过身体的调节系统来改变月白的颜色。

月白变成了灰色时，表示精力减弱，通常是因为脾胃的消化功能有问题，对食物的吸收能力降低。长期不去理会此状况，就会导致疲倦乏力，甚至出现贫血症状。

当月白的颜色逐渐变得粉红，甚至和指甲的颜色接近时，这预示着脏腑的功能出现大幅度下降，身体的消耗过大，容易患有糖尿病以及甲亢等疾病。

月白成为紫色，说明心脑血管的血液供应量跟不上，而且脑部的供氧量也不会很充足，患者容易表现为头晕、头疼以及脑动脉硬化等症状，严重者甚至会有生命危险。

月白如果变成了黑色，这和心脏病或者肿瘤有密切关系。有一部分长期服药而引起的药物反应以及重金属中毒的患者，月白也会变成黑色，这预示着有危及生命的紧急状况出现。

月白虽然和健康密切相关，但并不是说数量越多越好，不同手指上的月白预兆着不一样的健康问题。

正常的月白数量为八到十个，每一个的面积大约占手指甲的五分之一。月白的数量越少，就表明精力越差，体质也就更偏寒症，常有手脚怕冷的现象出现。

无月白，为典型的寒性体质，表明脏腑功能低下，气血运行缓慢。寒性体质的人，阳气都会比较虚弱且身体内阴寒很重，经常会出现身体乏力、精神不振，并且面色苍白、手脚怕冷、嗜睡、容易心惊，肠胃的吸收能力比较差，遇到季节变化非常容易感冒。如果痰湿停滞、气滞血瘀、痰湿结节的状况长期得不到改善，最终会酿成肿瘤的恶果。

还有一部分人在不该出现月白的地方出现了月白。凡是小指上也有月白的人，都是属于热症体质，这类患者的月白面积都比五分之一要大。虽然月白增大表示阳气旺盛，是身体素质好的表现。但阳气过度偏旺，就会常有面红、上火、烦躁、便秘、易怒、口干、食量大、不怕冷、好动的表现，血压和血糖高的患者要特别注意中风情况的出现。

如果月白边界不清，体内必定有阴阳失调的症状，同样需要仔细查明原因。

五个手指上的不同月白，所提示的信号也各不相同。

1. 拇指月白——关联肺脾。拇指上的月白呈粉红色时，要特别注意是否非常容易感冒且反复而难愈，而且身体一直呈现出疲劳状态。如果情况特别严重，就容易患有糖尿病。

2. 食指月白——关联肠胃。食指上的月白呈粉红色时，表示胃、大肠的循环不良，最显而易见的表现就是食欲减退。当进补成为最大的问题

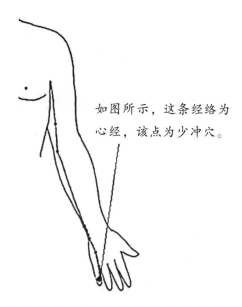

如图所示，这条经络为心经，该点为少冲穴。

时，身体也就会接二连三出现更多其他方面的症状。

3. 中指月白——关联心经、神志。此处的月白若呈粉红色，一定是和情志有关。近日必定经常有精神过度紧张的情况出现，并且伴有易头晕、头痛、思路不清、失眠、多梦等现象。

4. 无名指月白——关联内分泌。月白如果变成粉红色，就表示执行于无名指的三焦经发生不规则的运行情况，是体质下降和阴阳失调的表现。在此类情况下，人们经常感觉到无法形容的不舒服的感觉，女性的月经周期也会变得更难以捉摸。

5. 小指月白——关联心肾。小指一般很难长出月白，若出现时，多为热症。呈红色时，易患严重的心脏病。

"肝开窍于目，主筋，其华在爪。"中医认为肝藏血，血液循环的好坏又会直接影响心脏的功能，而肝之华集中体现在人的指甲上。及时关注自身月白的变化，是为健康多一层自我防护。

手臂问题大，牵涉颈与椎

我们的两只胳膊和腿是身体上最明显的组成部分之一，一旦四肢有了疾病的隐患，其不仅仅只是预示着身体部位的病变，更会因此而影响每一天最基本的行走坐卧。大凡发生在四肢上的疾病，其提示的信号基本都离不开痛、酸、肿、胀这四个方面。提前注意四肢上发出的小小疾病信号，才能保证我们的健康生活。

手背上出青筋，甚至会沿着手臂蜿蜒而上，这可能是心脏病的征兆。

有人手背上会青筋露出，静脉血管鼓胀拱起，甚至会从手背一直蜿蜒向上，呈现这种表象时，就要警觉心脏病的发生。此时可采纳一个简略的测验办法：将手往前平举伸直，此刻静脉依然是怒张的状况，接着把手往上抬高 45 度让血液往下流，正常情况下静脉中的血液会因加速回流而导致青筋短暂消失。如果静脉血管鼓胀依旧，那就是心脏功能不全的体现。

老年人如果胳膊出现莫名其妙且不由自主地抖动，小心这是帕金森病的前兆。

胳膊抖动一般有两种可能，一是甲亢，如果同时伴有怕热、眼睛突出、心慌的感觉，那就是甲亢无疑；二是帕金森病。一般来说，年轻人出现该症状多是甲亢，而年纪大的人群则应考虑帕金森病。因此，可以根据年龄和其他相应的并发症状，来判断胳膊抖动的情况到底如何。

左胳膊痛，可能是心脏病的信号。

心脏病被称为是健康的"第一杀手"，一般在男性 45 岁以后以及女性绝经期后为心脏病的高发期。心脏病的一个特殊表现是，患者往往会出现左肩、左胳膊疼痛，胃痛、牙痛等症状。如果自己的左臂出现了不明原因的痛感，千万不能掉以轻心，这非常可能是心脏病的信号。

预防心脏病，在平时的饮食结构上要多注意调整，以"粗、杂、素、淡、鲜"这五字方针为指导，多吃粗粮，吃东西应该多种多样，清淡、少盐、新鲜，才可减少心脏病的发病概率。

肩膀痛，并且活动明显受限，这是在告诉你要警惕肩周炎的发生。

肩周炎是一种由多种原因引发的疾病，病发时会对正常的生活和工作造成十分严重的影响。在发病前期，患者一般都会感觉到肩部会有偶发性的疼痛，并且大多是为慢性发作，以后疼痛逐渐加剧或出现顿痛或呈刀割样痛，且呈持续性。遭遇气候变化或者过度劳累时，疼痛往往会有加剧趋势，甚至可以辐射到脖颈的部位，并且使整个肩部的活动受限。

患者往往还会有怕冷的表现，即便是在炎热的夏季都不敢吹风。如果按压肱二头肌部位，会出现明显的痛点。当你的肩膀部位出现了以上这些症状，应该刻不容缓地到医院去做 X 光检查。很多患者刚开始觉得疼痛能忍就忍，直到实在无法忍受后才到医院检查。当拿着 X 光片来找我看时，才发现原本只是肩周炎，却已经引起了肌肉萎缩和骨质疏松的情况，真是悔不当初。

而很少有人知道，肩周炎也是糖尿病的并发症之一。糖尿病人和非糖尿病人相对比，肩周炎的发病率分别为 19% 和 3%，这表明糖尿病与肩周炎的发生有显著的相关性。特别是 50 岁以上的中老年人，如果肩关节感觉僵硬、疼痛、活动受限，一定要及时查查血糖是否升高，以避免出现其他意外的病症。

手臂发麻，是在提示颈椎病。

曾有一个只有三十岁左右的小伙子到我这里来看病，哭诉说感觉手臂发麻，脖子也有点转不过来，担心就此落下残疾。在我询问了他的工作后得知他是整天面对电脑的白领人士，于是就推断他的症状应该是颈椎病的先兆。在中医的理论范畴中，痹症的主要病因是肝肾亏虚，精髓不足，气血衰少，骨失于濡养，风寒湿邪易于侵袭经络，出现这种症状多是由气滞血瘀所引起。这本是老年人群高发的病症，但现在由于年轻人工作和生活中大多数时间都伏在电脑前面，或者是小孩子因为书包过于沉重而引发了颈椎病。

长时间感觉到有不明原因的上肢麻木，尤其是在指尖位置，并还有久治不愈的头痛或者偏头痛，以及持续出现耳鸣和听力障碍，伴有不明原因的恶心感觉，偶有心律不齐以及心绞痛的症状，血压忽高忽低捉摸不定，发油较多甚至出现脂溢性皮炎，脱发也比较严重，经常会落枕，呼吸、消化、内分泌等系统功能出现紊乱，如果出现上述症状中的某几项，就要考虑颈椎病的并发症的可能性了。

除了药物和物理治疗，颈椎病更为关键的是日常生活中的预防措施。改变不当的工作姿势，避免颈部遭受运动或者意外的超负荷压力，注意防寒，经常进行放松练习，这些都是预防颈椎病的有效方法。

颈椎若有病，久坐是病因

生活中颈椎病其实是一项高发病，却并没有引起人们足够的重视。大多数人认为颈椎并不是身上最具有活动性的关节，所以也经常疏忽对颈椎的保护。殊不知，颈椎病在发病之前发出的疾病信号可以多达几十种。根据病情程度的不同，这些信号还可以分为轻度信号和重度信号。

一般的轻度信号多以头、颈、背部发僵、发硬、酸痛，颈椎屈伸、转动时症状加重为具体表现，上肢会感觉到疼痛或者麻木，皮肤感觉会变得非常迟钝，整个上肢的肌肉处于无力状态。如果症状特别严重，则会出现四肢无力、双腿酸软、肌肉僵硬、行走困难、下肢瘫痪等症状，甚至还会有大小便失禁和性功能出现障碍的可能性。

颈椎病最常发作在久坐的白领人群中。当你感觉到脖子出现酸痛的症状时，那可能是已经在和颈椎病打交道了。

如果突然出现头晕，可能是颈椎病导致的脑供血不足。当颈椎部位出现骨质增生的时候，增生部位的变形可能会压迫椎动脉，进而引发脑供血不足的现象。通常在猛回头的时候会出现身体因为失去支撑力而晕厥的情况，但患者可以很快地自我清醒过来，并不会出现意识障碍，也不会留下什么后遗症。有一部分颈椎骨质增生的患者还会出现头晕、头痛、恶心、呕吐和出汗等自主神经紊乱的情况。

　　颈椎病也会引发血压的异常升降，以血压升高的情况最为常见，这被称之为颈性高血压。颈性高血压其实是颈椎综合征的继发表现，因为颈椎周边的软组织受到了一定的损伤，对神经和血管产生了不同程度的挤压，血管外周的阻力增大而出现了血压升高的现象。这种病在发作的时候会出现交感神经的兴奋，进而引起心率快、头痛、面色潮红、出汗等。因为和原发性的高血压症状非常类似，所以经常会被误诊。区别在于，颈性高血压病人还会出现颈部疼痛、发紧和上肢麻木的现象，这都是颈椎病的典型表现。

　　如果感知到正常的吞咽出现障碍时，也要考虑到颈椎的问题。颈椎病引起的骨质增生会对交感神经产生刺激，从而导致出现食道痉挛和吞咽困难的现象。有一些患者刚开始会感觉到咽喉部发痒，总是有异物感，这时候容易把思路往食道癌上去考虑。颈椎病引起的吞咽困难会表现为时轻时重，出现疼痛的同时却能够自行缓解。在临床诊断上需要仔细辨别，以免因为错误的诊断而背上过重的心理负担。

　　很少有人知道，颈椎病其实会造成身体自主神经的紊乱，从而引起视觉神经出现缺血性病损，表现为视力下降、眼睛胀痛、怕光流泪等。而一旦颈背神经受到颈椎的刺激和压迫时，甚至会出现心前区疼痛的情况，患者能明显感觉到有胸闷的情况出现，还有一部分患者会有期前收缩的情况发生。此时也很容易被误认为是冠心病，理应做全面检查以确定病因。

日常生活中，一旦睡觉的姿势不对或者受风着凉，就会出现落枕。容易落枕，其实也和颈椎病有关。当颈椎周围的韧带变得松弛时，就会失去维护颈椎关节稳定的功能，这在医学上被称之为"颈椎失稳"，是在提示我们可能已经发生了颈椎错位的情况。如果经常出现落枕而又不采取一定的措施去诊治，椎关节就会继续失稳错位，进而导致颈椎关节增生的情况出现，甚至还会累及椎间盘，病情会变得越来越严重。

如同很多人对落枕的忽视一样，其实我们的身体已经发出了很多的颈椎病的信号，但却被我们忽视了。凡是出现以下诸多症状中的一种，首先就要考虑到是不是颈椎病的情况。

1. 出现了后颈部疼痛，如果用手向上牵引时能感知到头颈部的痛感明显减轻，向下施压则痛感加重，这是典型的颈型颈椎病的表现。

2. 出现了颈部疼痛，并且伴有上肢放射性的疼痛和麻木的症状，可考虑是否是患上了神经根型颈椎病。

3. 闭上眼睛尝试着左右旋转一下头颈的部位，若感觉到有偏头疼和眩晕的情况出现，就应考虑是椎动脉颈椎病。

4. 和颈部疼痛一起出现的还有四肢肌肉减弱以及肌体疼痛的情况，低头还能感觉到全身有过电的麻木感时，这多为脊髓型颈椎病的表现或者是颈椎椎管狭窄的症状。

5. 身体上突然感觉到有束缚感，走路时会摔倒或者能够明显感觉到腿部在打漂，手中持物时也有坠落的感觉，这也可能是脊髓型颈椎病的表现。

其实不论哪一种颈椎病，都会以颈部不舒服的感觉表现出来。除此之外，如有久治不愈的低血压、高血压、"找不到原因"的内脏功能紊乱、不明原因的心律不齐等与心脑血管系统疾病相类似的表现时，在排除内科疾病、神经内科疾病外，建议就诊时应考虑到颈椎病的问题。由于现代人在工作和平时的日常生活中总是长期的保持同一个姿势不动，看电脑、手机，开车等不良习惯，颈部肌肉长时间得不到放松，就会出现紊乱和劳损的情况。更主要的是长期的姿势不良会使颈部气血通行不利，经筋肌肉失去营养，颈部经筋就会受到损伤，颈椎就成为最容易发病的一个部位。如果忽视了这些疾病信号，颈椎病给我们的生活带来的问题可就不仅仅只是脖子僵硬和活动不便这么简单了。

腿部信号多，忽视危性命

想要健康长寿，就要先护好双腿，双腿有劲才能健康长寿。中医有"人老腿先老"的说法，四肢的肌肉特别是腿部的肌肉是否结实，是衡量一个人特别是老年人是否健康、长寿的首要标志。一般来说，人一旦过了五十岁，全身的肌肉就开始变得松弛，腿部的肌肉同样在走"下坡路"，如肌肉纤维数量减少，质量变得疏松，水分相对不足，外形显得干瘪，缺乏原有的弹性及韧性。当然，最需要值得注意和谨慎的，还是从腿部发给我们的一些小信号，以便提前预防疾病造成的更大损害。

双腿疼痛和麻木，提示有腰椎间盘突出的可能性存在。

腰椎间盘突出主要症状为腰痛，弯腰干活后情况加重，大腿后侧，小腿外侧呈放射性疼痛，小腿发胀，尤其是在咳嗽或者打喷嚏时有加重的表现，当蹲下来屈体及卧床休息后疼痛缓解。不要忽视腿疼带来的影响，如果是腰椎的问题，等病情加重后就会出现直不起腰，甚至是瘫痪的情况。尤其是在急性期发作之后，疼痛会逐渐转换成麻木的现象，还有的患者甚至会出现肌肉萎缩。等到这个时候再想去靠打针吃药或者做牵引来治疗，都只能起到暂时性的缓解。而手术的风险大并且容易产生并发症以及后遗症。

虽然中医的穴位外敷法对腰椎疾病有很好的疗效，但依旧要坚持早发现、早预防、早诊断的"三早"原则。日常生活中应当注意劳逸结合，避免久站久坐，宜选用硬板床，保持脊柱正常生理弯曲。

如果总是感到小腿肚有凉飕飕的感觉，有时还觉得从臀部开始到脚后跟，中间一整条线都凉凉的。这可能是血液循环不畅造成的，也可能和腰椎间盘病变有关。

引起腰腿疼痛的原因有很多，比如腰椎间盘突出症、强直性脊柱炎、脊柱骨关节病、脊柱结核、脊柱椎体肿瘤、骨质增生、骨质疏松等疾病会引起腰部疼痛，有的还会向下肢放射，引起腿部疼痛。还有慢性劳损、外伤、风湿等因素也都会引起腰腿疼痛。老人腰腿疼痛还多见于骨质增生、骨质疏松和骨关节疾病，特别要警惕的是骨肿瘤的发生。一般性的腰腿疼痛注意避风寒、锻炼要适当，避免过度劳累。

腿部肿胀要防血栓。

曾经有一位患者到医院来看病，只说是腿部肿胀，希望能采取中医按摩的方式治疗。我一看他的情况，首先建议他去做超声检查，结果显示是静脉血栓。

静脉血栓如果不及时发现，是一项能够致命的疾病，而长期久坐久站的工作方式是非常容易患上腿部静脉血栓的。患病时，腿部一般会出现肿胀感，甚至可能延伸到踝关节和足部，轻微按压就会出现痛感并且能产生明显的颜色改变，而且患者会经常感知到腿上的温度上升，并且有浅静脉扩张的表现。如果出现了这些现象，一定要及时去血管外科做检查，一旦血栓严重，截肢都是属于非常保守的治疗，有很多人因为发现不及时而最终危及了性命。

下肢无力，提防是脑血管病变。

很多上了年纪的患者会经常感知到下肢无力，腿脚活动也不是很灵便，要注意的是这种现象可能不仅仅只是和年纪有关系。

如果是急性发作，就预示着脑血管的病变。出现下肢无力的情况首先要考虑的是单肢还是双侧，如果是突发的单肢无力且不伴有疼痛，首先就要考虑自身是否有心脑血管方面的疾病史。一旦是脑血管的疾病引起的下肢无力，就需要马上重视起来，时间稍微耽误就有出现偏瘫的风险。

如果同时伴有腰疼的症状，经常感觉在路上走着走着就走不动了，那可能是腰椎出现问题而逐渐压迫到你的腿部神经。如果在走路的时候出现像是踩棉花一样的虚空感，总觉得深一脚浅一脚，这时候要留意是不是颈椎的问题。如果是两条腿突然性地失去知觉，且小便都感觉到困难时，极大的可能性是因为脊椎压迫而造成了神经紊乱，如果不重视，那就离瘫痪不远了。

如果仅仅只是腿部出现僵硬感，走路开始变得不灵活，出门容易摔跟头，略感腿部没有力气，考虑是和帕金森病有关系。

从腿部提前发现机体衰老的信号。

人过中年后，首先会感觉到腿脚不是很灵便了，总觉得腿肚子像是灌满了铅而发酸发胀，上楼梯费劲，稍微做点事就腰酸腿疼，这就是在预示着你的身体正在慢慢进入衰老模式。

中年女性在咳嗽的时候偶尔会出现腿部的放射性疼痛，尤以小腿肚子最为明显，此时要考虑肠胃系统是否有"罢工"的嫌疑。

若是发现腿部开始不听从自己的使唤，想走快却根本无法实现时，仔细检查一下是否有腿部肌肉萎缩的情况出现。

有些人在运动或者受凉之后容易出现腿部抽筋的现象，不要轻易地认为这是血液循环不畅或者肌肉没有活动开的表现，这很可能是骨质疏松的征兆。如果同时出现足跟疼痛，就一定要及时去做检查了。

当发现腿上有血管突然变得非常清晰，且如同蚯蚓一样在腿上蜿蜒而上时，这就是静脉曲张的典型表现，一般和腿部血管的劳损有关。凡是年龄在 20 岁以上的人群都极有可能发生该病，女性更是高发人群。平时要避免久站久坐，注意对腿部肌肉和血管进行适当按摩，情况严重的时候要及时就医，以免引起其他问题。

双腿反应病，按摩治疗好

在中医看来，头痛不能光医头，腿疼也不能只看腿。因为当肝、肾俱虚时，会在腿上有信号体现。所以当腿上出现问题时，可能真正的原因并不在腿上。一个有经验的中医师都会建议说，但凡过了中年，男性女性都要多注意腿部的变化。

双腿就像人体的承重墙一样，我们身体中 50% 的骨骼和 50% 的肌肉都在两条腿上；人一生中 70% 的活动和能量消耗都要由它完成；人体最大、最结实的关节和骨头也在其中；而膝盖则承受着 9 倍于体重的压力。

髋膝关节疼痛时，证明是需要对关节部位加以特殊保护了。

俗话说：树老根先枯，人老腿先衰。随着年龄的增长，人身体上所有的关节都会随着年龄的增长而变得更加脆弱，尤其是在髋和膝盖这两个地方。如果在日常生活中发现自己上下楼梯或者起立蹲下的时候都出现了卡顿现象，那就说明关节部位已经到了不得不保护的时候了。其实只需要适当加强腿部的运动和锻炼，便可以延缓衰老的进程，延长自己的寿命，切莫让自身毁于"年久失修"的后遗症。

感觉双腿开始冒凉气，这是肾阳虚的表现。

有很多人会经常感觉到腰酸背痛，甚至并没有干什么活儿但就是特别累，双腿有浮肿，能感觉到有凉气从双腿往上冒，四肢畏寒怕冷，尿液少且清，女性患者的月经总是会推迟并且量少，甚至还会出现经期小腹胀痛以及出现暗色血块的现象，这是典型的肾阳虚的表现。此时你可以试探性地按一下腰下面的部位，如果有凹陷不起以及腹部胀痛的情况，那就说明病症远远比你预想的要更严重。

如果是双腿怕冷，但同时却又手脚发热，这同样是肾虚的表现，并且是肾阴虚。

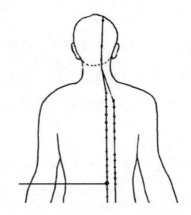

肾俞穴（按揉此穴有温补肾阳的功效）

调整肾虚最好的方式是进补。在改掉不良生活习惯的同时，针对不同的状况做不同的补益。若是肾阳虚，不要吃生冷、辛辣、滋腻味厚且难以消化的食物。平时多注意保暖，避免熬夜，对肾俞穴的按摩以及对涌泉穴进行浸泡和按摩都十分有效。若是肾阴虚，应该多吃一些清凉食品，如银耳、枸杞、绿豆等，慢跑、打太极拳等运动是很好的选择。

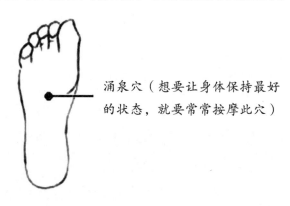

涌泉穴（想要让身体保持最好的状态，就要常常按摩此穴）

双腿意外水肿，是脾虚的外在表现。

在中医的体系中认为，肺虚、脾虚、肾虚都可导致水肿，脾虚导致的水肿尤其体现在腿上。如果在水肿部位按下后凹陷不易恢复，且不爱吃东西，脸色比较灰暗，就应该进行健脾利湿的行动了。每天用山药和薏米熬粥喝，可以吃鸡肉、红枣和胡萝卜等有利于健脾的食物，尽量避免吃苦瓜、黄瓜、冬瓜、芹菜以及香蕉等对脾脏有伤害的食物。而鸭肉和猪肉、牛奶和芝麻都会阻碍脾气的运化，也应该少吃。

膝盖部位发亮，手脚也有冰凉的表现，那可能是患上了冷寒症。

如果经常感到手脚冰凉、膝盖凉，多是冷寒症的表现。女性在经期、孕期和产期等特殊生理时期更易如此。此时大部分的中医都会建议患者在平时要多用热水泡泡脚，既能够起到暖身的作用，同时还可以舒缓一整天的疲劳。这是因为冷寒症的起因是体内气虚、气滞，出现了阳气不足的反应。用热水泡脚，就是从脚底升起一股温热之气来调理身体内的阴阳平衡。泡脚的同时，还可以对腿上各个部位进行适当的按摩，也可以起到活化血液进而暖身的作用。

1. 按摩涌泉穴，右手揉左脚，左手揉右脚，每天早晚 100 下，接着揉脚趾 100 余下。

2. 揉气冲穴（大腿根内侧），此穴下有一条动脉，先按揉气冲穴，后按揉动脉，一松一按，交替进行，一直到腿脚有热气下流感。

3. 按摩肾俞穴（两边腰眼），稍用力各拍打 100 余下。

延缓腿部衰老的最佳方法就是多做下肢运动，每天可以养成慢跑的习惯，这对防止腿部肌肉的衰老大有裨益。此外，还可以做到以下几点，只要能坚持下去，可以轻轻松松拥有一双健康的好腿。

泡脚水中可以加入生姜或辣椒煎熬，能起到加速血液循环的作用；

轻轻甩腿，五次后换腿，早中晚各三次，可以促进受阻的微循环重新畅通，并可有效降低血液黏稠度；

以双手掌紧夹一侧小腿肚，边转动边搓揉，每侧揉动 20 次左右，能改善肌肉疲劳及衰老问题。

用双手紧抱一侧大腿，稍用力从大腿向下按摩，一直到足踝，然后再从踝部按摩至大腿根，这叫"干洗腿"，能预防静脉曲张和肌肉萎缩以及水肿的现象；

先双脚并拢，用力踮起脚尖，然后放松，再重复，每次五到十分钟，能有效而快速地减轻疲劳。传统中医养生功法八段锦中就将这一方法作为健身的一个中药功法；

两足平行靠拢，屈膝微向下蹲，双手放在膝盖上，顺时针扭动数十次，然后再逆时针扭动。此法能疏通血脉，防治下肢乏力、膝关节疼痛等症。

　　此外，多晒太阳，吃含有"镁"元素的食物来补钙，选择合适的鞋子并且尽量避免光脚穿鞋。只有双腿健康，经络传导才畅通，气血才能顺利送往各个器官，特别是心脏和消化系统。这些小细节都可以改变腿部的受力作用，给整个机体的健康多一层保护。

脚是二心脏，晴雨都重要

　　足部是人类身体健康的一个特区，是全身器官的投射区。身体上的疾病都可以通过足部观察出来。中医针对足部的突出作用写道：行气血，联脏腑、通内外，因此足部又被称为人身体上的"第二大脑"。我们脚底板上有很多穴位都是和身体内的器官相关联的，脚的温度、颜色等许多细微变化，都可以真实地反应出身体内部的问题。

　　脚底颜色有区分，所代表的病症也不相同。

　　中医看病讲究"五色"，分别为青赤黄白黑。这五色分别与五行以及身体内的五脏相对应，足底颜色的转变也恰恰是说明身体有异常状况出现。

　　正常的脚底板应该是白里透红的，但如果红得特别明显，那可能是身体里面有热证。当颜色发青的时候，则说明是有寒证。如果脚底开始变成超乎寻常的黄色，要注意到医院去查验一下血液和 B 超，这种情况考虑是和肝病有关。如果脚底的颜色只是发白，除了有可能是寒证之外，还可能和营养不良有关系。若是长时间白得没有血色，就怀疑是有贫血的可能性了。如果颜色开始变得发紫甚至是发黑，说明足部的血液循环比较差，先简单坚持每天晚上用热水泡脚来看看效果。

脚底的温度是全身健康的温度计，丝毫变化都是病症发作前的小信号。

脚底的健康温度是多少，并没有标准的规定，也很难用仪器去测量，一般还是以个人对足底温度的感知为依据。

老年人容易脚凉，这多半是因为肾阳不足或者对脚部的保暖措施不到位。平时可以多吃一些如羊肉、大蒜或者生姜等具有提高耐寒性的温热食品，可以有效缓解四肢发凉的症状。

若是感觉自己有脚热症，尤其是脚心热，这有可能是阴虚内热的表现，在平时建议多吃一些绿豆、冬瓜或者瘦肉等具有败火效果的食品，尽量避免食用韭菜、辣椒等温燥类的食物。

脚趾的大小变化，也能说明身体上健康情况的改变。

一般而言，脚趾长而大，足部宽、厚实、大者主寿；脚趾瘦而短，足部狭窄、薄、小者主夭。如小趾是足少阴肾经的起源，如果小趾比较粗大且厚实，就说明此人的肾气比较充足。相反，若小趾细小且肉皮偏薄，就证明肾气比较容易损耗。一旦肾精不足，人也就更容易衰老。平时没事可以多观察观察自己的脚趾，如果是属于后者，就要多注意身体状况，有其他问题发现要及时去医院做诊断。

同时，脚趾头上的指甲和手指上的指甲所反映出来的身体状况有异曲同工之妙。如果趾甲上有纵行条纹，表示机体虚弱，抗病能力差，应多参加体育锻炼，避免久坐久站，强健身体。如果趾甲有横行条纹，则表示处于极度疲劳的状态，身体机能低下。很多人会发现，自己的脚趾甲一旦长长了，就会出现翘起来的情况，这一类人生活中的精神压力比较大，同时眼睛也不太好，易患上近视或者散光。脚趾甲厚重、发黄，这是严重的真菌感染。如治疗不及时，指甲将变黑、发出难闻气味，糖尿病、血液循环不畅、免疫力下降者最易"中招"。

走路时，脚掌、脚趾用力不平均，也有其特定的含义。如果脚拇指经常容易被磨破，那就证明其肝部的自我保护比较脆弱，会更容易患上肝病。如果是小趾的磨损比较明显的话，就要注意心脏的问题了。若是磨损位置跑到了脚后跟处，就是在暗示肾脏有毛病。

而如果女性脚拇指腹侧皮肤有网状粗纹，且有针孔状损害，可能会出现性腺内分泌失调的各种症状，如月经失调、性欲减退等。可以把脚底板反过来看一看下面的掌纹是不是非常明显。如果答案是肯定的，其精神忧郁的可能性就会大大增加。这是因为脚底纹路的深浅和精神压力有很大的关系，一定注意对精神压力的适当调节。

脚部出现的一些其他小信号，也得时时提高警惕。

躺在床上的时候，注意观察自己的脚是内八字形还是外八字形。正常人一般都是外八字，如果脚尖会有无意识地向内转的情况，左侧的脚尖转，和心脏问题有关，右侧的脚尖转，除了心脏外，还和右肾有很大关系。如果是脚尖不自觉地会伸长往下，这是肺部不太好，容易患上肺气肿。

如果平时发现脚经常会意外抽筋，这就是身体缺少钙、镁、钾等微量元素的典型表现。每天晚上睡觉之前可以喝一杯热牛奶补钙，抽筋时要注意适当按摩，可以敷冷毛巾或擦拭一些酒精来促使肌肉放松。

有的患者来我这里咨询，说一旦脚受伤了就很难好起来。刚开始去皮肤科看，找不到问题。后来辗转到了我这里，我让她先去查一下是否有血糖升高的情况，结果不出所料。我提醒她要注意有糖尿病的风险，这是因为血糖会破坏脚部的神经，让人的身体对脚伤的反应变得迟钝。如果处理不及时的话，就有截肢的风险。

如果出现双脚麻木的情况，要注意是否有糖尿病史或者长期酗酒，这种麻木目前可通过镇痛剂和抗抑郁药来缓解，但尚且没有特效药去治疗。而且这种麻木甚至会传染到大腿和胳膊。若要避免出现更严重问题，就应该马上改变现有不健康的生活习惯，为生命安全做好提前保障。

番外篇：四肢保健靠运动

我们常常夸人年轻，基本的意思是希望对方身体好，没有什么大毛病。但真正的年轻其实是一种状态，与你的日常生活习惯息息相关。如果想让年轻长存，就需要从我们平时最习以为常的生活习惯开始做起。

对于四肢来说，因为这里相对于身体上的其他部位有更多的骨头和关节，因此只有保持关节的正常运转，才能让自己时刻保持一个灵活的躯体。保健四肢最关键的一点是要保持运动态，才不会给疾病保留生存的土壤。

运动可分为很多种不同的方式，生活中常见到的慢跑、散步、打太极以及广场舞，都是很好的健康运动。但在这里我要特别提到一种特殊运动方式——按摩。现在我们经常把按摩划归到保健的行列中，但按摩却是比其他运动方式更具有针对性的肌肉运动。选择对的穴位按摩，可以起到事半功倍的作用。

在没有其他人帮助的前提下，按摩也是可以自我进行的。每次按摩穴位的时候以三分钟左右为宜，肘部可以点按中府、云门穴，上肢部位可以点揉天井、曲池、尺泽、曲泽、手三里、合谷等穴，同时可以把手指搭在肩部进行屈放活动，自身能体会到非常明显的酸胀感。

上班族最易患上鼠标手，平时可以多按摩阳溪、阳池、陌谷、神门、大陵、太渊穴各 1 分钟，适当做一些腕关节屈伸、侧屈以及环转运动，都可以很好地改善不适症状。

手部按摩的时候要注意多点揉合谷、阳溪、阳池、阳谷、腕骨、劳宫、少府、鱼际、大陵等穴位，可以以一只手的食指和中指夹住另一只手的拇指两侧，尝试着向与手掌相反的方向做牵拉运动，可有效地刺激到手指上的各个反射区域，进而起到按摩身体内部器官的作用。

因为肩部的特殊构造，平时很难运动到，但却很容易出现劳损的情况。平时可以做一些耸肩的动作。可以双肘屈曲，把掌心的部位对着自己的侧胸，然后做一些上臂的单独伸展回收运动，幅度要由大到小，快慢以自己的身体适应程度为宜。还可以把上臂做转轮运动，顺时针和逆时针交替进行，要注意此时切忌用力过大，以免引起脱臼。

髋部的运动可以用双手掌部来按摩侧脊部的肌肉，从上至下推送到臀部。或者双手握拳揉按环跳穴，以刺激局部肌肉和血液循环。

要想按摩膝部，主要去点揉期门、血海、风市、鹤顶等穴位。可以用双手压着髌骨的上缘，然后用力推送到下缘的部位，可以反复操作。也可以先用掌点按四头肌，然后对摇大腿的两侧，最后再从大腿根部向膝盖的部位顺推肌肉群，一直到有舒适的感觉为宜。

脚踝部位分布有十分关键的肌肉群以及穴位，平时可以用手指来揉踝关节和其周围的组织群，包括足跟和跟腱在内，以局部有了微热感最为适宜。或者可以一只手揉握住足前掌，另一只手扶住踝关节的上部，慢慢左右旋转，然后用手掌缓慢搓动踝部的内外两侧，数分钟后就可以感觉到血液循环畅通的舒爽感觉。

最后就是按摩脚部了。上文我们已经提到很多足部保养的知识。值得多说几句的是一个非常简单的小动作，那就是对自己的四肢进行拍打。平时经常可以看到公园里锻炼的人们总是会用双手对四肢拍拍打打，其实这个动作不仅仅只是活动筋骨，还可以起到保护心脏的作用。

在中医按摩手法中，对四肢的拍打也属于自我保健的体系。通过反复拍打腿部和手臂，能刺激局部的肌肉组织，改善代谢，有利于血液迅速流到各支血管及毛细血管中，使四肢各个组织得到充分的营养和温度，从而疏通筋骨，缓解四肢酸痛、抽筋等。尤其是对上肢的拍打，重点在内关穴，可以起到疏通经络的作用，对心脏的好处特别明显。

对腿部的拍打，除了可以用双手外，还可以用双脚交替踢打腿肚子的方法来实现保健的效果。主要是刺激小腿上的两个穴位，承筋穴和承山穴。承筋穴负责掌管痔疮以及腰腿疼痛的问题，承山穴负责腿肚抽筋、脚部劳累、便秘、腰背痛等毛病。两腿可以交替进行，也可以在走路的时候用脚背来踢打腿肚子，平衡性比较差的老人可以采取坐姿来进行。只要长期坚持，就能达到非常好的效果。

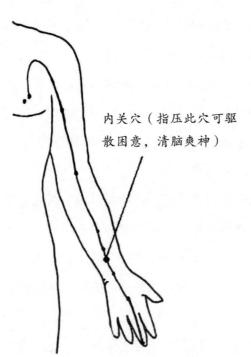

内关穴（指压此穴可驱散困意，清脑爽神）

机体生命力的强盛与否，与四肢手足的功能强弱密切相关。一般而言，四肢发达，手脚灵活，则人体的生命力旺盛；若四肢羸弱，手足行动迟缓，说明生命力低下。保健好四肢，对健康的意义重大。

第三章

五脏信号
问题大

当胸闷气短，定是大预兆

有一些体质不是很好的患者，经常在爬楼梯后会有胸闷气短的感觉，千万不要简单地认为这只是过度劳累的表现，当胸闷气短的症状来袭时，一定是在预示着身体出现了更大的问题。而最常见的和胸闷有关联的是我们的心脏。

心脏病的常见表现有心悸、心前区疼痛等熟知的症状，但更为容易感知到的却是一些体表征兆。通常在心脏病发作之前的数小时至数周的时间里，心脏会提前给我们的身体发出一定的呼救信号，而此时也正是治疗的最佳时机，千万不能疏忽大意。

呼救信号一：胸闷胸痛。心脏病最早的表现形式不是心脏问题，是出现胸部的憋闷和疼痛状况。这是因为心脏部位出现了供血不足，它就以疼痛的方式来表示抗议。当出现胸口憋闷时，应该是心肌缺血的先兆。

呼救信号二：呼吸急促。呼吸急促和很多病因以及剧烈运动有关，但如果只做了一些轻微运动甚至是在安静状态下也出现呼吸短促的情况，且伴有咳嗽和痰多的问题，那可能是心脏功能不全的表现。

呼救信号三：心慌意乱。很多人都有心慌的体验，医学上把这种状况称为心悸，是心率在短时间内加快而造成了人体的不适，或者是出现心脏搏动虽然十分有力但心率却突然变缓变慢，这都是心脏问题的明显表现，忽视不得。

呼救信号四：全身乏力。当心脏开始出现罢工倾向时，其会减少血液输出量，因此机体就会经常感觉到没有力气，越活动状况就会越厉害。虽然稍事休息后状况会得到好转，但因为并没有从根本上加强心脏的功能，所以全身乏力的现状并不会因为休息而得到彻底改变。

呼救信号五：头晕频现。当因为心脏问题而出现了机体供血异常的时候，血压的改变或者是血液中氧气的含量大幅度降低，都会出现头晕的情况，所以要特别引起注意。

呼救信号六：水肿和尿少。通常情况下水肿和尿少的情况会一起发生。尤其是中老年人出现下肢水肿时，一定要首先考虑是不是静脉血液回流受阻的原因。心脏功能不全会时常导致此种情况出现。

左前胸发紧，是心绞痛和冠心病的前兆。

有一位年近七十的患者，自称身体一向很健康，但有一次在买东西的时候突然出现了左胸发紧的状况，她说当时只感觉胸口像被一只手紧紧抓住一样，全身冒汗发软。但状况持续不到一分钟，这种感觉就消失了。我告诉她这可能是心绞痛和冠心病的前兆。如果不抓紧时间检查，可能会造成生命危险。

心绞痛是心肌缺血、缺氧的表现，患者常会感到胸部闷胀，甚至会出现烧灼的感觉，一般在几分钟的时间内会自动消失。有时疼痛会辐射到左臂和左肩以及无名指和小指上。疼痛发作时，可伴有（也可不伴有）虚脱、出汗、呼吸短促、忧虑、心悸、恶心或头晕症状。此时可以服用硝酸甘油，并且要注意休息。如果是初次发生了心绞痛，无论药物能否缓解，均需尽快到医院去就医，因为初次发生心绞痛时，并发心肌梗死的危险性会非常高。

而牙疼、指尖痛、腹痛，这些看似和心脏毫无关联的疼痛其实都有可能是冠心病、心绞痛的先兆。尤其是那些有吸烟习惯，或有高血脂、高血糖、高血压等冠心病高危因素的人在出现上述症状的时候一定要注意，一般在口腔医院医生如果要给你拔牙，肯定会首先询问有没有心脏病史。

久咳不愈查心脏，或是慢性心力衰竭。

咳嗽、呼吸困难等症状在季节变换的时候最容易被当作作冒症状来处理，情况稍微严重的患者多可能是得了支气管炎。除此之外还有一种情况要特别注意，如果有久咳不愈的情况，一定要到医院去查心脏，这或许是慢性心力衰竭的表现。

慢性心力衰竭也会以咳嗽、呼吸困难的症状作为最常见的信号表现，这是心力衰竭以及肺淤血导致肺活量减少的结果。较重的患者常伴有阵咳，有泡沫样痰或粉红色痰。有的则表现为阵发性夜间呼吸困难，通常入睡时并无困难，但在夜间熟睡后，突然胸闷气急而被迫坐起。

心力衰竭常并发心律失常、肺部感染、肝肾功能不全、电解质紊乱等现象，甚至会危及生命，老年人要格外注意这些现象的发生。在日常的生活中要注意改变自己的生活方式，饮食上以低脂、低盐和易消化为主，每天的饮水量也要有限制，并且注意体重变化，多吃B族和C族的维生素、戒除烟酒是必要的选择。

胸部不适除了是心脏问题引发的症状外，还有可能是胃部不适造成的感觉错误，在诊断的时候要注意有所区分，以免造成误诊，引发更大问题。

心脏跳不停，隐患最难查

一提到心脏病，人人都有谈虎色变的感觉。这种疾病死亡率非常高，并且在日常生活中根本就没有明显的症状。而一旦发作，可能仅仅几分钟，就能终止生命。但是，关于心脏的任何问题在发作之前都会给我们一些小信号，只不过我们平时都把这些信号误读了，由此才会一再延误了最佳的治疗时机。

心脏病的前兆信号，有以下三大种：

当出现下颌骨以及胸部的疼痛时，一定要注意及时去检查心脏。

下颌骨两侧疼痛，有时扩散到颈部的一侧或双侧，尽管疼痛并不是很严重，但当你试图举起手臂的时候会发现相当费力。而且这种疼痛一般是一种钝痛，通常限于前臂的内侧，不会再继续向手上扩张，这也是和颈椎病相区分的地方。

如果伴随着下颌骨疼痛同时出现了胸部疼痛的状况，会感觉到胸口有压迫感并且持续两分钟以上的时间，有时也会扩散到前臂和肩部，尤其以左边的手臂和肩膀受影响最大。当两种疼痛结合起来时，就说明心脏问题相当严重了，必须马上引起重视。

胃疼在很多情况下也是心脏病的征兆，但更偏向于胃部的憋胀感。

现代人饮食不规律，很容易患上胃病。但心脏病引发的胃疼和普通的胃部疾病还是应该区分开的。普通的胃痛，多以绞痛和剧痛为主，而心脏病的并发症和先兆信号却是一种胃部的憋胀感和饱满的感觉，有时候会伴有一种钝痛，能感觉到胃部有火辣辣的灼烧感，甚至还会出现恶心和呕吐的感觉，有一些患者甚至会因此全身冒冷汗。当出现这些现象的时候，第一时间不应该是去检查胃，而是去检查自己的心脏。

老人心脏病患者多会出现呼吸急促的情况，年纪稍轻的患者时常会感觉到过度疲劳。

关于这两种情况，在上面的章节里已经有所提到。而需要特别提醒的是，千万不要把喘息和正常的肺病相提并论，尤其是患有肺病的老年人平时更要多加注意。当出现全身乏力的情况后，大约有五分之一的患者在心脏病发作的前期会有一段相对平静的时期，这个时期从几小时到几个星期不等，而一旦过了平静期心脏问题就会很快发作。

当出现以上情况的时候，要注意观察是不是每次症状都有一定的持续时间并且会反复出现，不能因为自己或家族没有心脏病史而忽视了这些问题。如果不能根据症状做出准确判断的话，那就不妨每年都到专科医院去做全面检查，以免后患。

除了以上提到的三点内容，心脏问题还会通过很多种不同的，甚至是在我们生活中最常见且习以为常的方式表现出来。

1. 耳鸣

患有心脏病的人，如冠心病和动脉硬化等，尤其是还有高血压并发症存在的前提下，都会出现不同程度的耳鸣现象。这是因为我们身体内的微细血管对体内血压的变化比较敏感，是先于全身任何一处器官做出先兆反应的组织。如果年龄超过了 45 岁，且有频繁耳鸣的现象，那最好是到医院检查一下心脏的问题。

2. 打鼾

不要以为胖人打鼾或者成年人打鼾是很正常的现象，在这些打鼾的人群中，长期持续打鼾的人患有心脏病以及中风的风险要远远高于不打鼾的人。这是因为睡眠的时候打鼾，除了是呼吸系统的问题外，更是心脏仍旧处于工作状态的标志之一。如果一个人长期持续打鼾，说明他的心脏即便在夜间也不会如同正常人一样把节奏放慢，因此就要留意心血管方面是否出现问题了。

3. 长期头疼

经常性剧烈头痛可能是心脏病的先兆。虽然每个人都有过头疼的经历，但却很少有人会把头疼和心脏病的先兆信号联系起来。心脏病人之所以会头疼，是因为血压升高而造成血管性的头疼，也有长期服药而引起的副作用，这一比例甚至占到了20%。如果出现了经常性剧烈头痛不可小视，发现之后应该尽早去医院检查身体，通过先进的医疗设备，确认是否患有心脏病。

4. 左手指痛、牙痛

心脏病的疼痛多出现在胸口正中的位置，持续数分钟甚至十几分钟，常常牵涉到左前臂、左手指或左上臂，严重情况下会牵涉到嗓子、脖子或者牙齿。相反，很多人认为心脏病的典型信号仅仅是左肩和背部疼痛，但在临床的比例中，这种情况比手指和牙疼的情况还要少见。

综合这么多的讲述，归结起来其实也很简单。所有高血压、心脏病的相关征兆都是非常明显的，只是我们在没有这方面常识的时候就会忽视病症给出来的信号。当体检中发现血压偏高、头痛、无缘无故鼻出血，出现嗜睡、抽搐、昏迷等脑病表现，并且伴有胸痛和无法解释的一些症状出现时，就要去做全方位检查。

肝胆相对照，病变早提示

病来如山倒。实际上，任何疾病的发生发展都有一个过程，突发前都会呈现出一些身体上的先兆。

我们都知道有个成语叫"肝胆相照"，说的就是肝脏和胆这两个器官之间紧密的依存关系。而在谈论身体疾病信号的时候，我们也需要把这二者放在一起去讲。不论是发现前期信号，还是在诊断的过程中，或者是后期的治疗时期，都应该把二者当成一个整体去看待，才有可能取得事半功倍的效果。

相比较起胆部，肝部的信号会更明显。

1. 当早晨起床后感到恶心，可能是消化道出现了一些小问题，是肠道蠕动受到了阻碍进而导致腹胀的情况。但若是肝部出了问题，恶心的症状会持续，并且有加剧的表现。

2. 如果起床晨练结束后，或者起床活动 20 分钟之后，发现双腿还是有浮肿的情况，这很可能是肝硬化的表现。如果在诊断后排除了肝脏的问题，那就需要考虑是否为肾脏的疾病和心脏功能衰竭的表现。

3. 每日凌晨都会出现饥饿感，甚至还有心慌的现象，这个时间点通常在早晨四五点左右。当吃过早饭后，不适的感觉才会逐渐消失。这是典型的血糖低的表现。而造成血糖低的原因有两个：一个是糖尿病的倾向，另一个就是肝脏出现了问题。

4.如果出现了口苦咽干的现象，并且有五心燥热的表现，这一定是和急慢性肝炎、胆囊炎、胆结石或者肝胆部位的肿瘤有关。之所以会觉得口苦，是因为在肝胆部位存在热证，胆气熏蒸所致，多和胆汁的代谢失常有关系。此时可以多吃一点菠菜，菠菜性凉，有补血止血、利五脏、通血脉、止渴润肠、滋阴平肝、助消化、清理肠胃热毒的功效，对肝气不舒并发的胃病有辅助治疗的作用。

5.若是两鬓出现了白发，或许和肝胆二气不足有关系。虽然造成此种状况主要是胆部的原因，但肝胆互为表里，肝部自然也脱不了干系。肝主藏血，所以两鬓长白发主要是因为血供不足。补血的同时要注意补气，如吃点红枣健脾补气，或喝点小米粥，因为气可生血、行血、化血，气补好了，血也就升上来了。有些肝炎病人的头发变细，胡子、腋毛和阴毛也会减少，这与病人血液中的雌激素水平升高有关。

除了这些小信号，我们在上面的文章中也提到了很多肝部疾病的预兆，如指甲上的白斑，如出现了红斑的"肝掌"，如眼珠和皮肤发黄的黄疸症状。

大约有四分之一的病毒性肝炎患者出现过皮疹的情况，一般会在黄疸或者其他症状出现前的一到六周的时间内发生。常见的有红斑、斑丘疹等，并且各人因为个体因素的差异也会出现不同症状的疹子情况，有的像猩红热病人出的疹子，有的是过敏性紫癜，有的是神经血管性水肿，还有人会出现慢性荨麻疹且反复发作，持续时间也比较长。

在胆部的疾病中，最影响正常生活的便是胆结石。其常见症状为腹痛、腹泻。正因为这些症状太常见，所以常常被忽略，甚至是被误诊为其他方面的疾病。胆囊结石主要见于成人，女性多于男性，40岁后发病率会随年龄增长而增高。

大多数胆结石病人毫无明显症状，仅在体检、手术时发现，这被称为静止性胆囊结石。少数病人的胆囊结石的典型症状为胆绞痛，表现为急性或慢性胆囊炎。如果出现以下几种情况，就一定要及时去检查胆部的问题。

1.当在吃饱之后，或者吃了过多的油腻食物，或者是在睡觉过程中改变了体位，就会产生胆绞痛的症状。疼痛区域多位于右上腹部，疼痛多为阵发性，且会有加剧的倾向，并伴有恶心和呕吐的情况。有很多病人甚至无法准确说出疼痛的具体位置所在。当首次胆绞痛出现后，有70%的病人会在第一年内重复发作。

2.还有部分病人在进食了过量高脂肪的食物后，或者是长期工作紧张而得不到休整，就会出现饱胀不适、嗳气、呃逆等情况，有相当一部分患者在诊断的时候会被误诊为胃病。相伴这一系列症状出现的，是上腹部或右上腹的隐痛，二者结合可以断定是胆部的问题。

如果确诊是胆结石，一定要及时治疗。长久的炎症可以引发癌症病变。

平日可多食用些鱼类等蛋白质含量丰富的食物，但一定要少吃多餐，而且也要多吃含粗纤维的蔬菜和水果，以防出现便秘而影响胆汁的排出。合理调配食谱很重要，不宜过多食用含有动物脂肪类的食物，如肥肉和动物油等。

定期的体检可以有效了解自身的健康情况，大多数的肝胆疾病都是通过这种方式检查出来的。

脾为后天本，胖瘦可判别

去看过中医的人一定对脾虚这个词不陌生。有心的人会纳闷，为什么很少听说脾有疾病，又或者是身体其他部位出现了不适，中医却要诊断为脾虚。那么，脾虚究竟有哪些表现，我们的身体会以什么样的信号形式来告诉我们是时候去检查脾脏了呢？

其实道理很简单。脾虚的意思就是说脾的功能在减弱，其自我的代谢能力开始变差。我们惯常认为的糖尿病其实就是脾的疾病，这是因为糖尿病的产生和胰岛素的分泌异常有关系，是身体的代谢能力出现问题。当脾虚时，脾脏运输的能力就会明显下降，生产气血的能力也会由此而减弱，进而造成人的机体出现气血双亏的现象。我们也曾多次提到，人之所以能够保持旺盛的生命力，得益于精气神这三个字，而血液更是负责把营养输送到全身各个器官的关键所在，所以一旦出现气血双亏的现象，身体各个部位的运行机能都会下降。因此虽然很少提到脾病，若脾不好，一定会有其他方面的疾病做表证。

在中医的体系中，通常脾虚会有两种完全不同的表现：一是越来越胖，二是越来越瘦。

在诊断的时候，有一句话叫"胖人多气虚，瘦人多血虚"。这也正是气血两虚的典型表现。慢性病、糖尿病、癌症都属于气血双亏的结果。通常情况下，气虚是初级阶段，血虚的症状会更严重。因此胖人想要瘦下来会比较容易，而瘦人想要把血虚的情况弥补上去就会比较困难。

当你发觉自己越来越胖，并且不爱运动，这是脾虚的典型表现。久坐伤肉，而肉对应的正是脾脏。当体内的垃圾因为代谢不及时而慢慢堆积时，人也会越来越胖。但这样的胖只是虚胖，是需要引起谨慎注意的。

日常生活中还经常听到一个词叫做过劳死，还有的人会越劳累越胖，越少吃越胖，这是因为在体能消耗的过程中伤害到了脾脏，因而累及到消化系出现问题。反过来因为营养摄入量不够，脾会更虚，最后导致毒素排不出来才会出现越少吃越胖的情况。俗语说，十个胖子九个虚，这里的虚说的就是脾虚。

所以在这里要提醒一点的是，很多爱美的人士对自己的体形不满意，试图以饥饿的方式来减肥，最终总是不成功，这都是因为强行饥饿而出现了脾虚的症状。脾虚是胖瘦的根本原因之一，更是患病的根源之一。

有一些人到中年的女性，背后会被人称为"黄脸婆"，这同样是脾虚的表现。在中医的五行理论中，脾对应的是土，而土属黄色，女人衰老的典型表现就是面色开始变得暗淡无光，这正是脾虚的表现。年轻健康的脸色应该是白里透红，这是因为土生金，金属白色，所以在皮肤上的表现就是皮肤白净细腻。黄色是一种过渡的状态，脸色蜡黄最多只是亚健康的表现，而如果出现了黑色的征兆，就是病态的信号了。

中医论病必论阴阳。很多人知道肾虚分为肾阴虚和肾阳虚，脾虚也是一样的道理，也分为阴虚和阳虚。阴虚的人怕热，所以很多胖人都怕热；阳虚怕寒，所以很多上了年纪的人和体质不太好的女性夏天都不会感觉到热。还有的人有气无力，一受风就着凉，同时，手足心还发热，这是阴虚还兼有气虚，叫"气阴双虚"。当脾虚后，皮肤就会出现不耐热寒的状况，即人体自我温度调节的功能下降了，所谓"虚不固表"，随之心、肝、肺、肾的功能都会慢慢减弱。中医认为，调理身体最关键的一点在于保温。我也经常叮嘱患者，少吃生冷，注意别受凉，因为一切疾病都是从寒凉开始生发的，而癌症正是阳气虚弱引发的生命危机。

中医讲，"人过四十，阳气过半"，意思是人过了40岁，阳气就要衰减一半。阳气本身就是火力，就是功能，人到中年后就更应注意对脾脏的保养。我们看到很多中年人以及生完孩子的妇女都会抱怨，肚子上的游泳圈减不掉，这同样是脾虚的表现。脾脏虚弱，就会对肚子上的肌肉失去控制力。要想解决这个问题，平时可以多多敲击足三里这个穴位，能帮助把食物转化为人体所需要的营养，避免脂肪的堆积。这个穴位是健脾的要穴。用手揉小腹，每天20分钟左右，顺时针或者逆时针都可以，也是一种健脾的方法。除此外，还可以敲打带脉，就是我们平时系腰带的位置，这是人身上唯一一条横向的经络，其能够约束脾经，鼓舞脾气，持之以恒的话还可以起到减肥的作用。

中医上说，脾为后天之本，我们的健康可以说是成也脾气败也脾气。偏偏我们对脾脏的重视和保养是最为薄弱的一个环节，殊不知，你的轻视或者忽略，恰恰会给疾病造成可乘之机。

胃病早发现，疼痛是信号

胃是我们消化食物的重要器官，在我们的身体中起到了十分重要的作用。然而随着生活节奏的加快，有越来越多的人开始患上胃病，并且年龄也呈现出年轻化的趋势。胃病，已经不仅仅只是一种常见的病种，甚至已经上升为"职业病"的范畴。之所以会出现这样严重的状况，多半和不良的生活习惯密切相关。脾胃功能的减弱，通常都是长期累积造成的恶果。

所谓"胃病三分治七分养"，在发现疾病之前，先留心关注和胃病有关的一系列小信号，在发病之前治未病，才是真正的养生功。

饭后水果要合理吃，否则造成小肚腩，这是在给胃增加负担。

很多人都有饭后吃水果的习惯，认为这是合理膳食营养搭配，却在不知不觉中发现自己有了怎么也减不下去的小肚腩。其实，这样的吃饭方法是完全错误的。最适当的吃水果的时间是感到饥饿的饭前时间。水果在胃中排空的时间只要 20 分钟，正常的混合餐却需要四到六个小时。饭后吃水果只会把这一消化系统拉长，造成胃部过重的负担，并且水果在肚内发酵后，腹部自然就会膨胀起来。因此当发现自己出现小肚腩的时候，就要考虑自己不合理的饮食习惯是否已经给胃部造成了消化负担。

经常出现口腔溃疡，说明胃部的吸收能力开始变弱，要适当补充维生素。

经常出现口腔溃疡的现象，很多人知道这是身体缺乏维生素的表现。而究其根源，是因为胃部的消化和吸收功能开始变弱，无法从正常的食物中重新吸收到身体所需要的养分，因此就需要多补充维生素 A 和 B，以及各种微量元素，多吃绿色的蔬菜和水果，尽量避免酸性的食物对口腔溃疡的刺激。出现口腔溃疡，是表证，最根本还在于要调节胃部的功能，而改良膳食结构可以很好地调理胃部的运动和吸收习惯，促进其自我的修复和调整。

打嗝也可能是胃部在提前发出预警的信号。

吃完饭打个饱嗝，会给人带来酒足饭饱的"幸福感"，一般来说这只是正常的生理反应。但如果出现经常性的打嗝习惯，就是在提示胃部的病变了。打嗝其实是身体的一种自我保护反应，当吃饭过急或者吞入过多空气以及受到寒冷和辛辣刺激时，都会出现打嗝的现象。但如果出现不自觉的连续性打嗝，且并不是在吃饭时间，就要考虑胃炎的可能性。引起胃炎的情况有很多，多数患者还会同时出现上腹部隐痛、胃痛、食后饱胀、食欲不振等症状，症状时轻时重，可能反复发作或长期存在。长期不治，会引起更多胃部问题，并且还会让你每一顿的美食都无法安然下咽，其中痛苦实难形容。

但如果是老年人出现了持续性打嗝的情况，尤其是高血压患者，就要考虑有可能是中风的前兆。当发现老年人持续打嗝，且伴有肢体活动不力、言语不清甚至神志不清等症状，特别是患有基础疾病，如高血压、高血脂、冠心病、动脉硬化等，就需要迅速求医，以免耽误病情。

胃疼痛，警惕胃溃疡，及早治疗避免癌变可能性。

在目前癌症的发病率中，胃癌是仅次于肺癌而居于第二位的高发癌症。而有相当一部分胃溃疡的患者，因为对自身病情的不注意，继而存在着癌变的可能性。因此，当出现以下几种身体信号的时候，就需要警惕胃溃疡癌变的发生。

1. 出现了有规律的上腹部疼痛，并且总是呈现出灼烧的感觉或者是钝痛，这是典型的胃溃疡疼痛表现。一般会在饱餐之后的半小时到两个小时左右的时间内出现，至下次进餐之前半小时消失。当疼痛的感觉出现了明显变化时，就可能是恶变的先兆。

2. 当持续出现黑便时，或者发现大便中偶有血迹，这也是胃溃疡恶变的信号。但此时要和普通的黑便区分开。日常进食中，如果吃了大量的猪、羊、鸡等动物血块后，或者是服用了某些药物后，也会出现黑便的情况。

3. 不明原因的疲倦、乏力，甚至出现食欲减退，并且厌恶难以消化的肉食，偶有呕吐隔夜食物的现象，这都是胃溃疡的征兆。但一般的胃溃疡患者虽然体质消瘦，但精神状态却很好。如果出现了重度消瘦且疲倦乏力，而且常吃的药物开始变得疗效差，这时需要尽快就医。

4. 胃溃疡患者如果触摸腹部，发现有包块且有持续增大的趋势，包块质地坚硬表面高低不平，轻轻一压就能感觉到疼痛，这证明已经形成了"皮革胃"，是溃疡部位癌变的明显信号，一旦发现基本就可以断定是到了中晚期。

需要特别注意的是，胃溃疡病人常饮牛奶并不利于胃溃疡愈合。牛奶中含有丰富的蛋白质和钙质，可以促进胃酸多分泌 30% 左右，会造成溃疡加剧。

胃部的疾病，多以胃部疼痛为主要的信号特征，发病的根本多在于自己的饮食习惯问题。

要避免胃病，还是应该从日常的生活习惯进行调理。病从口入，这句话永远都需要放在第一位。

肺部隐患多，呼吸最重要

呼吸作用得以完成离不开肺脏，没有肺脏就没有呼吸，没有呼吸生命何以延续？很多人会简单地认为肺脏只掌管呼吸，没有其他生理作用。其实不然，肺脏的健康关系着呼吸、排汗、排毒，血液与尿液的循环也与肺脏息息相关。想要呼吸通畅、排汗正常、气血充足、五脏调和，养好肺脏是关键。在我国的老肺病患者中，有超过一千万人因为对肺部的保养不力而致残，还有超过一百万人因此而死亡。

其实，这些悲剧本来都是可以避免的，只要你能多了解一些肺部发出来的疾病信号，完全可以把疾病扼杀在发作之前。

通过呼吸频率，自我检查肺部是否存在问题。

肺部疾病最明显的表现就是呼吸的长短节奏。没有肺部疾病的人，正常的呼吸频率为每分钟 20 次左右。如果不在这个频率范围内，就可以非常明显地判断是肺部系统出现了问题。一般认为，呼吸频率在每分钟 12 次以下为呼吸减慢，每分钟超过 24 次为呼吸增快。呼吸减慢常见于代谢率降低、麻醉过量、休克以及颅内压明显增高等；呼吸增快主要见于肺炎、肺栓塞、胸膜炎、支气管哮喘、充血性心力衰竭、代谢亢进以及精神障碍等。呼吸过慢的时候，会感觉到憋闷，使不出力气；如果是过快，就会出现异常亢奋等症状。不论是过快还是过慢，都是不正常的表现。

情绪的变化对呼吸频率的影响也是十分明显的。因此在测定呼吸频率时，要先注意转移注意力，可以在摸脉搏的同时测定呼吸频率。一般测15 秒钟，再乘以 4，为每分钟的呼吸频率。注意不要以单次的测定为准，每日需要记录三到四次，才可能发现异常的呼吸频率。

支气管炎、哮喘、肺气肿、慢阻肺、间质性肺炎、尘肺等肺部疾病，都有可能发展为肺纤维化，进而产生致命的可能性。

上楼或者登山爬高，又或者是劳作之后，如果出现了气紧的现象，一方面和体质有关，另一方面要注意肺部存在纤维化的可能性。随着病变的发展，在平地进行正常的活动甚至是静息的时候也都可能会出现气紧的现象，有很多患者还需要用吸氧来缓解症状。此时仔细观察患者的手指和嘴唇，会发现出现发绀的颜色。当发现这些现象时，必须马上就医，再拖下去随时都有可能出现生命危险。

咳嗽有痰，换季的时候反复感染，这都是肺功能紊乱甚至是衰竭的信号。

阵发性、刺激性呛咳，咳不净，少量白色泡沫痰，继发感染可出现脓痰，这可不仅仅只是上呼吸道感染的简单症状。尤其是出现胸闷、胸背痛的同时，还会出现少量血痰，这种症状就更要引起重视了。这很有可能是一些老肺病引起的肺炎的先兆。如果是在换季的时候反复出现，即便是以感冒流鼻涕的方式表现出来，也不能单纯地把其当成普通的感冒去治疗。必须到医院去做肺部的全面检查，以防肺部在自我保护时形成大量无功用性的结缔组织，进而造成肺纤维化的情况出现。

肺纤维化听起来很可怕，却也并非是不可治愈的绝症。在肺部功能逐渐恢复正常的过程中，患者首先能感觉到呼吸变得顺畅了，憋胀的感觉慢慢消失。因为肺部无时无刻不在呼吸，在日常的生活中要特别注意避免吸入过冷、过干、过湿的空气。打扫房间的时候要避免干扫，以防尘土飞扬，室内空气要清新、湿润、流通，避免烟雾、香水、空气清新剂等带有浓烈气味的刺激因素出现。

久坐不动易患肺栓塞，上班一族要特别注意。

曾有一位仅有25岁的小伙子来找我看病，说感到胸痛、胸闷难忍，并且还出现了血痰。在简单询问了他的病史后，我还了解到小伙子的职业是媒体编辑，一坐十几个小时剪片子是常事。检查结果出来后发现，其胸部双侧均有肺血管栓塞病灶，下肢静脉血栓形成。所以在这里我要特别提醒的是，长时间坐在电脑前工作，不仅仅只会让你患上颈椎病、肩周炎和眼部疾病这些常见的问题，久坐还会引起下肢静脉血栓使得血液循环受阻，进而就可能会出现肺血栓的情况，这是一种死亡率可以高达 30％ 的疾病。情况严重的患者，在几分钟内就会出现生命危险。肥胖人群、术后病人长期卧床，以及糖尿病、骨科手术病人、肿瘤病人都属于肺栓塞高发人群，且男性患肺栓塞的概率比女性高。

当出现胸痛、胸闷、咯血，有的患者会出现晕厥、烦躁及惊恐不安甚至还会有濒死感、心悸、咳嗽等症状，且伴随有一侧肢体疼痛和肿胀，或者是静脉栓塞导致的下肢肿胀，这个时候一定要考虑肺血栓的可能性。在早期症状中，身体疲倦且呼吸困难是最主要表现。平时要注意避免久坐，有意识地活动下肢，可以做一些下蹲的动作来加速下肢血液循环。穿弹力袜，适当的按摩都可以促进血液循环，长期卧床的患者更要多加注意。

还有一部分患者坐飞机后或者在高原时会出现严重的反应，这就需要在平时多做一些肺部的加强运动。有肺部疾病的人，可以多做腹式呼吸、打太极和扩胸等上肢运动。每次控制在 20 到 30 分钟，一天练两三次，坚持下去会感到很明显的效果。

肺癌最致命，防治莫放松

人吃五谷杂粮，在吸收营养的同时，一些无用的成分也会摄入到体内，其每天通过各种途径，如排便、排尿、排汗等方式排泄出去。肺部就是这样一个特殊的代谢器官。它通过呼吸的方式把身体内的废物排泄出去，把对身体有用的氧气吸入进来。一旦肺部出现问题，无用的成分就会在身体内累积成毒素，有用的物质却没有办法及时吸收进来，身体自然也就会出现难以治愈的问题。

肺部有问题，一定是通过身体的表证来暗示给我们。

照镜子的时候如果发现面部开始发暗，这就说明肺脏需要排毒了。

肺脏是我们身体上最容易积存毒素的器官之一。肺部在每天的劳作过程中会把飘浮在空气中的各种细菌、毒素和粉尘都吸进去，一旦肺部出现问题，这些有毒的物质就无法及时排出。中医认为，肺管理的是人身体上的皮肤，一个人的肺好，其皮肤必定是白皙且有润泽度的。当肺部出现中毒现象时，毒素会从肺部进入到血液中，然后贯穿到全身皮肤，使本来光滑的皮肤开始慢慢失去光泽。

当发现皮肤开始变得灰暗，绝对不能错过对肺部的检查。平时要注意多在空气清新的地方做深呼吸，主动咳嗽几下可以很好地帮助肺脏进行自我排毒。萝卜和百合等利肺的食物要多吃，对恢复皮肤的光泽度也很有好处。

肺癌的发生，多和我们平时不健康的生活习惯有关，要特别留意这一健康第一杀手留下的小信号。

1. 当出现不明原因的刺激性干咳，少痰或者无痰，甚至还有的患者会出现泡沫痰，尤其是在过度劳累之后情况会变得更加严重，这个时候首先要考虑的就是呼吸系统尤其是肺部的疾病，而肺肿瘤是必定要被考虑进去的因素之一。

2. 在肺癌的中晚期，还会出现胸闷的情况。如果肿瘤生长的位置比较靠近胸膜，也可能会出现胸痛或者钝痛的情况，症状类似于心脏疾病发生时的特点。如果肿瘤直接生长在胸膜上，就会出现非常尖锐的疼痛，在深呼吸或者咳嗽的时候感觉会更明显。

3. 如果有咯血或者痰中带血，这是癌组织出现了坏死或者溃疡的征兆，进而会引起毛细血管的破裂。如果出现了大口咯血的情况，极有可能是癌细胞已经侵蚀到了大血管，证明病情已经非常严重了，需要尽快进行诊治。

4. 在肺癌的早期是很少会出现发热症状的，一旦癌组织出现坏死，就会引起不同程度的发热，并且一般的抗生素治疗很难起到作用。有的患者此时会出现全身性的发热，并且还有肺炎的症状反复发作。此时要注意的是，发热的温度一般会在38度左右，抗生素治疗会产生一定的作用，但肺炎的症状并不会因此而消失。所以在诊断的时候，一定要避免把发热当成简单的肺炎来治疗，从而耽误了更大的病情。

5. 根据相当一部分患者的临床表现，肺癌还会以关节肿痛的形式表现出来，并且一般都会出现在踝关节、腕关节等大关节上。如果去拍X光片，会发现该部位骨膜有明显增厚的表现。如果简单地把此病症与关节病相混淆，那可能就会给自己的生命埋下一颗定时炸弹。

6. 患上肺部肿瘤后，人体的内分泌会被打乱，有一些患者会出现肌无力的情况，男性会有乳房增大和睾丸萎缩的特殊表现。还有一部分患者会出现皮疹等皮肤疾病，甚至会有肌肉萎缩的情况发生。

7. 患上肿瘤性疾病，最常见的一个现象是体重明显下降，肺癌自然也在这个表现范畴之内。所以爱美的女性在发现自己短时间内体重异常下降时，先不要窃喜，先检查清楚状况才是最终的王道。有少数肺癌患者会出现糖尿病的症状，如果发现体重严重下降的时候一定要查查尿糖水平。

很多人知道肺癌和人们的吸烟习惯有关，却不知道主动吸烟者患肺癌的危险性是不吸烟者的20到30倍，被动吸烟者可将这一危险性提升30%到50%。而最普通的家庭妇女长期处于充满油烟的厨房中，由此患上肺癌的概率也会大大增加。为了健康，我们需要做到的不仅仅是自查自检，对自我行为的约束或许可以帮助更多的人脱离肺癌的危险范畴。

其实在根据身体的信号做疾病诊断的时候会发现，有很多种不同的疾病会以同一种表证的方式呈现出来，只是在一些非常细微的地方会有所不同。这就要求我们不单单要明白各种疾病的成因和表现形式，更需要对自身的健康多一份细心，当你自己在诊断的时候选择敷衍了事，任是救世神仙也没有办法。

肾脏五信号，区别要记牢

肾脏的主要作用是排泄代谢产物和有害物质，维持体内水分、电解质和酸碱平衡。可以说，肾脏是维持人体正常生理活动的"节拍器"，它控制着全身代谢系统的平衡问题。但随着现代生活条件的改善，人们肾脏的负担普遍过重。过多的脂肪、碳水化合物以及食盐的摄入，体力活动的减少，再加上工作压力大、精神过度紧张、睡眠不足，以及吸烟、酗酒、各种环境污染等因素，都是加重肾脏代谢负担的重要原因。

然而肾脏是否有问题，却不是一个可以简单快速感知到的难题。这是因为肾脏本身的自我修复能力非常强大，当有一部分功能出现损伤时，其可以自己调动其他部分来修补这一部分功能的缺失。人有两个肾脏，即便是拆除掉其中的一个，另一个也会主动担负起失去的功能。所以肾病的早期症状并不明显，又因为其发病信号往往会和其他疾病相混淆，最后会因为没有及时发现而错过了最佳治疗时期。

但其实只要加以注意，一样可以辨别出肾脏的问题所在。当出现以下情况时，去医院做检查一定要做肾脏方面的检查内容。

1. 平时如出现疲劳和无力的现象，即便工作不是特别忙碌，也总是感觉腰酸腰疼。这就是早期肾病的征兆，是肾脏快要承受不住身体负担的表现。

2. 常有憋不住尿的表现，小便次数明显增加，甚至在排便的时候能够感觉到尿道疼痛。这也是我们经常听到的尿频、尿急、尿痛的现象。有的人会出现便血的情况，此时男性患者要注意和前列腺的炎症区分开。出现这一类的症状，很可能是急慢性肾炎的表现，也有可能有结石存在。如果小便中的泡沫增多且不容易消退，这表明尿液中排泄出来的蛋白质异常增多，同样是肾功能出现问题的证明。

如果发现尿量变少或者变多的情况，而在饮水和排尿的时间差中并没有发生大量出汗的现象，同样可以把原因归咎到肾脏问题上。有的肾病患者会出现明显的夜尿增多。身体正常的人年龄在小于 60 岁时，一般不会出现夜尿。如果年轻人出现了频繁的夜尿增多现象，一定是肾脏功能不良的表现，需要引起及时的注意。

3. 肾脏出问题时，非常典型的一种表现就是不明原因的腰背疼痛，这时首要考虑的是慢性肾炎的结果。也有相当一部分患者在早晨起床后会发现眼皮浮肿、下肢肿胀，甚至还有全身水肿的情况发生。在中医的五行学中认为，肾脏主水，一旦肾功能出现问题，皮肤水肿的情况也必然会发生。肾脏作为身体排出水分的主要器官，一旦患病时，就会致使水分不能排出体外而潴留在体内，自然会产生水肿现象。

4. 若是出现了不明原因的血压升高，不明原因的贫血，甚至还经常有牙龈出血、肌肉抽筋、皮肤瘙痒、食欲减退、恶心呕吐等情况，都是肾功能出现问题的征兆。

5.血液尿酸高的人群，尿酸会沉积在肾脏里，使肾功能更容易受损。中老年男性突然发生拇趾、足背、脚踝、膝等处关节红肿疼痛，并有浮肿、高血压、夜尿增多等情况，也要及时检查肾脏问题。

最让所有人担心的肾脏疾病，非肾功能衰竭莫属。而肾功能衰竭和一般的肾脏疾病在临床表现上早期并没有太大差别，若是能够感觉到问题出现并确诊时，多数患者此时已经失去了50％的肾脏功能，甚至还出现了尿毒症现象。如果在日常的生活中出现以上这些表现，一定要注意和高血压、缺铁性贫血、消化不良以及皮肤病相区分。

要注意，有血尿出现可能是肾炎的信号。女性出现血尿时要多关注下是不是由于月经期所引起的血尿，此时必须注意进行尿液检查及肾脏功能测定。

肾病最关键的问题还是在于养。因为肾脏本身就是一个排泄器官，我们平时吃的任何药物都会有意无意地给肾脏加重运行负担。平时要做到减少食盐的摄入，饮食宜清淡，平衡膳食，多饮水，不憋尿。有计划地进行锻炼，控制体重。避免感冒，当喉部、扁桃腺等部位有炎症时，需及时治疗。戒烟限酒，避免滥用药物。如果自己本身就是高危人群，除了要在医师指导下用药外，平时的饮食也应当坚持低盐、低糖、低嘌呤、低脂的原则，密切关注血压、血糖、血脂、血尿酸这几个指标，养成定期做检查的好习惯，这才是对自己负责的态度。

肾水固不固，夫妻最明晓

中医认为，肾为先天之本，是人体发育的根源，脏腑机能活动的原动力都出自于肾脏。很多时候，我们的肾脏出现问题，并不是说其功能衰竭了，而是出现了肾虚，是气血虚弱了。

一提到肾虚，绝大多数人都会往男人身上想，认为这是男人的专利。实则错了，肾虚并不会分男女，却分阴阳。肾虚一词是一个非常宽泛的概念，它可以囊括泌尿系统、生殖系统、内分泌代谢系统、神经系统及消化、血液、呼吸等诸多系统在内的许多疾病。因此，当你发觉身体出现以下症状时，可能就是肾脏在发出虚弱的声音。

1. 记忆力减退是肾虚最常见的表现之一。当发现自己在脑力方面出现了明显的记忆力减退，或者注意力难以集中，进而造成工作效率低下，此时就要考虑是否是肾虚造成的症状。很多人到中年，都会出现这些症状，而中年人也正是肾虚的高发人群。

2. 肾虚的人不仅难以集中注意力，更会表现出一些不是很积极的情绪。情绪经常难以自控，易怒、烦躁，被焦虑和抑郁缠身而无法解脱。在工作和生活中缺乏足够的热情和信心，觉得生活没有方向和目标，更没有激情去奋斗。这是肾脏和情志之间的关联失衡导致的问题，去看心理医生远不如去补肾。

3. 肾虚最明显的表现就是在性功能方面。男子会表现为性欲降低，阴茎举而不坚或者出现阳痿的症状，还有部分患者出现遗精、滑精和早泄的情况。如果到医院去化验精子，可能会出现精子减少以及活动能力降低的情况，甚至还会因此而导致不育。女性肾虚则会表现为卵巢早衰、月经不调、性欲减退等症状，甚至还会出现不孕以及提前闭经的可能性。

4.肾和排尿系统相连，所以肾虚的另一个表现就在小便上。肾虚的患者一般都有尿频、尿等待的现象，小便会比较清长。

5.肾虚可能会导致失眠健忘、食欲不振、骨骼与关节疼痛、腰膝酸软、不耐疲劳、乏力、视力减退、听力衰减等症状。如果有白发、头发脱落或须发早白，牙齿松动易掉等情况，通常也都和肾虚有关系。

6.如果发现自己的食量并没有增加，却一直出现变胖再变胖的现象，那也一定是肾虚了。肾虚的人还经常表现为怕冷，即便是夏天也很少吹空调，一着凉就容易拉肚子，中医提到的体质差其实就是侧面说明肾虚。

这些症状固然可以让你把注意力转移到肾虚上，但却不足以辨证施治。因为肾虚还分为肾阴虚和肾阳虚两种完全不同的症状以及表现形式，其在治疗方法上也大相径庭。

畏寒怕冷，这是肾阳虚的典型表现。

肾阳虚，多由身体阳虚，或年老肾亏，或久病伤肾，以及房事过度等因素引起，其典型表现就是畏寒怕冷。机体出现了肾阳虚时，多会出现腰部和膝关节的酸软和疼痛现象，面色发白没有光泽或者发黑并且十分黯淡，患者经常会表现出疲倦乏力的状态以至于精神萎靡，夜尿多、排便无力、尿后余沥不尽、小便清长，容易拉肚子且大便稀溏，性欲出现明显的减退。男性多表现为阳痿早泄和遗精滑精，须发容易脱落，身形要么虚胖要么羸弱。女性会表现为宫寒不孕且带下清稀量多。

肾阳虚在调理的时候以温补为主，可以多吃一些狗肉、生姜、大蒜、羊肉和海参等有助于阳气生发的食物。

肾阴虚的典型表现就是上火症状，但这把火却是虚火。

我们经常把肾阴虚称之为燥热，即俗称的上火。肾阴虚是肾阴亏损、失于滋养、虚热内生所表现的证候，多由久病耗伤，或禀赋不足，或房事过度，或过服温燥之品所致。

肾阴虚的人容易出现头晕耳鸣的现象，严重者会经常有失眠多梦的情况，并且会感觉到五心发热。夜里睡觉的时候容易盗汗，面红颧赤，口干咽燥，大便干结，小便短少色黄，舌红少津无苔，腰膝酸痛等等。男子肾阴虚时，反倒会表现出阳强易举，但却容易遗精早泄。女人的月经量会变少甚至出现闭经，或者有月经淋漓不尽的现象发生。这些症状都是肾阴虚在作祟。

一般肾阴虚多发生于中青年人群，宜多吃黑色食品，如黑芝麻、黑豆和山药枸杞等滋补品，注意荤素搭配，并节制房事。

气阴两虚证，是兼备肾阴虚和肾阳虚两种症状的一种特殊表现。

气阴两虚，又称气阴两伤，是气虚和阴虚同时并见的病理变化。阴虚就是在肾虚的同时有热的征象，比如手心脚心发热、心口发热、口燥咽干、小便短黄、大便干燥、舌体瘦小、舌质红、舌苔少等。气虚的表现如疲乏无力、少气懒言、自汗（不睡觉、不活动而出汗）、小便无力或尿后余沥不尽、活动时汗出加重等。

气阴两虚主要是因为心、肺、胃、肾等脏腑缺乏调理。应结合具体脏腑予以补气滋阴。例如肺气阴两虚，服用补肺汤和百合固金汤；心气阴两虚，服用养心汤和天王补心丸。胃气阴两虚，服用益胃汤加人参、白术、山药等；肾气阴两虚，可用六味地黄丸与金锁固精丸。综合施治，才是最有效的方法。

汤从肠中过，毒素不再留

肠道是人体每天最繁忙的一个器官。它每天从早到晚都在不停地工作，以提供给我们所需要的营养，同时它也是最脆弱的器官，稍有不慎就会出现不舒服的情况，影响我们的健康。近年来大肠癌的发病率在逐年上升，这也提示我们应该注意肠道的健康。肠道健康时，肠道内有益菌的数量会大大多过有害菌数量；人的食欲较好，排便定时通畅，大便呈现完美的香蕉状；皮肤看上去也会更有光泽而红润。一旦肠道出了问题，各种"摆不上台面"的麻烦事就会找上门来。

肠道的位置很特殊，其既可以通过我们身体各方面的表现来体现疾病的特征，同时又会以排泄物的形式来告知我们问题所在。在判断是不是肠道出现问题时，可以从多方面入手去做自我检查。

肠道问题通常会表现为便秘。排便为黑色，且很硬，或者呈现颗粒状（民间俗称是算盘子），甚至会出现排便困难的情况。有很多肠道疾病患者有便秘的表现，在排便的时候若发现肛门出血，这无疑是肠道运行出现了问题。

也有很多肠道问题会以腹泻的形式表现出来。有很多人在吃了冷饮或者不干净的食物后，都会出现腹泻的现象，这是因为肠道受到了刺激而表现出过敏反应。如果肠道出现问题，就会以这种过敏反应来告诉人们问题所在。肠道是最容易受到刺激的器官，也经常会以急慢性腹泻来做出过敏反应，并且在排便的过程中还伴有肛门不适以及大便水分增多不成型的特点。通常情况下，腹泻都有一种紧迫感，且上厕所的次数会明显增加。

正常的大便气味应该是偏酸性的，肠道有问题时，排泄出来的废弃物都会有一种刺鼻性的恶臭气味。

另外，如果出现常放屁且气味很难闻，这同样是肠道问题，严重者可能是肠癌的表现。当肠道内的有害菌产生了大量的硫化气体时，就会导致放臭屁的现象。而放臭屁其实是和我们生活中吃得太好有关系。当过度摄入动物性蛋白质和脂肪时，一旦超过了小肠消化吸收的能力，剩余没有消化掉的物质就会在大肠内发酵，导致肠内菌群失调进而合成胺类物质，而胺类物质是最大的致癌物。并且胺类物质多为挥发性气体，有恶臭。所以，有些时候人们吃得太多太好，肠道负担过重，就会放臭屁。放臭屁，不仅是难堪的事，更是一个危险的信号。

口臭也可以反映出肠道的问题。很多人会出现不明原因的口臭，在检查之后才发现，原来肠道消化不了的东西通过身体逆转上行，以口臭的形式表现了出来。这和放臭屁是一样的道理。

肠道问题还会表现在肤色上。当体内的毒素不能够及时排出来时，人体就会被迫吸收这些毒素，从而导致皮肤粗糙、暗沉、长痘等情况出现。如果说脸面上有一些反映，我们就应该从体内去找原因。爱美的女性要注意，当发现皮肤开始变得暗淡无光时，这是在提醒你是时候给肠道做排毒了。

肠道的免疫功能不容忽视。肠道还是一个最大的免疫器官，我们人身体上 70% 的免疫细胞其实都是受肠道掌控的。身体很容易得病，抵抗力不强，这都是肠道的问题。

人身体上的小肠有 6 到 8 米长，大肠有 1 到 2 米左右，如果将整个肠道铺开的话，面积大约有一个足球场那么大。在这么大的空间中，淋巴系统，包括白细胞还有淋巴细胞这样的防御系统密布其中。我们平时吃进去的食物对身体有害还是有利，肠道其实是第一道防线。胃部只负责消化，肠道才负责吸收。这也正是我刚才提到吃了不干净的食物就会拉肚子的原因所在。

要保证肠道的健康以及正常运行，很多人都会给肠道补充一些有益菌，最简单且常见的一种方式就是喝酸奶。酸奶里含有乳酸菌，这是一种对肠道非常有好处的益生菌，适当补充乳酸菌，可以有效地避免过敏性肠综合征、炎性肠综合征等病症的发生，可以辅助人体维持肠道内菌群的平衡，极大增强肠道的自我抵抗力。很多酸奶包装上都会写有乳酸菌的组成部分，其中活性乳酸菌对肠道的作用最为明显。但要注意的是，不要用酸奶服送药物，以免彼此相克，反倒会给肠道增加不必要的负担。

腹痛莫忽视，包块做诊断

除了腹泻之外，我们在日常生活中还经常出现肚子疼的情况。同样的道理，正是因为人身体上最重要的器官都在腹部，所以肚子疼这听起来像是一件最平常不过的小事，却可能是在反映身体某些部位的病变。如胃病、胆结石、胆囊炎疾病等会引起上腹疼痛，阑尾炎可引起右下腹疼痛等，如果不及时查清楚病因，很可能会出现不可想象的严重后果。

肚脐周围出现疼痛，首要考虑的就是阑尾炎。阑尾炎是最常见的急性腹症之一，其可以发生于任何年龄群体，尤以青年居多。阑尾炎发作时，常表现为中上腹的疼痛和肚脐周围出现痛感，并且有疼痛一直在加剧的感觉，慢慢会转移到右下腹的区域。患者一旦发病，会被疼痛折磨地直不起腰来，并且伴有发热、恶心、呕吐等症状。急性阑尾炎最好是在短时间内进行手术治疗，不能盲目服药。如果感觉到右下腹有痛感并且在饭后和急行时感觉特别明显，右下腹还能找到固定的压痛点，在排除消化不良的因素后，被诊断为阑尾炎的可能性最大。

　　上班一族最常被胃病纠缠。不论是患上急慢性胃炎还是胃溃疡，都会以上腹痛的形式表现出来。胃溃疡的患者通常在进餐后痛感有强烈的表现，并且反复发作。如果不认真治疗，在严重的情况下会发展成为胃穿孔和胃出血。胃炎引起的胃疼并没有一定的规律性，少数患者会表现出贫血和营养不良以及消瘦的情况，这和其他病因引起的腹痛还是有明显区分的。

　　如果胆囊有问题，也会表现为腹痛。患上胆囊炎后，最主要的症状就是上腹部出现剧烈的绞痛，通常会在突然之间发作，但却可以持续数个小时乃至一两天的时间。最开始的时候疼痛主要集中在中上腹的部位，随着病情加剧，慢慢可以发展到右肩、肩胛部或背部。另一种胆部最常见到的疾病就是胆结石，此时疼痛会集中在右上腹，量体温会发现有明显升高。

　　如果出现急性心肌梗死的情况，患者多会表现为上腹部疼痛并且会有恶心、呕吐的情况发生。有不少人会把此症状和急性胃炎相混淆，中老年高发人群尤其要注意上腹部疼痛这一特殊的症状。有些肺炎的患者也会出现上腹部的疼痛，但同时肯定会伴随有发热和咳嗽的症状。还有一少部分癫痫患者会有腹部阵发性绞痛的情况出现。

　　一般而言，上腹部疼痛的症状经常复发，且间隔时间越来越短的时候，就要引起足够的警惕。这时候可能已经超越了简单的炎症问题，有很大的概率是患上了胃癌。在胃癌初期，患者最容易体会到的信号为上腹膨胀。时而会有心窝疼的表现，并且会伴有嗳气、泛酸、恶心、呕吐等症状。若是再出现了食欲减退、消瘦乏力及呕血、黑便等症状，那基本就可以确定是罹患胃癌了。

而在妇科疾病中，最明显的诊断依据是下腹部出现痛感，若是再有包块出现，就要全面检查肠道、泌尿道、腹壁和腹腔，以确定到底是妇科疾病中的哪一种在作怪。

子宫是妇女特有的器官之一，如果子宫出现问题，最常见的表现也是会出现腹痛，有的还会出现下腹部包块。

尚处在生育期的妇女如果出现了意外停经，并且伴有不同程度的恶心、呕吐，子宫呈均匀性增大而变软，尿妊娠试验阳性等情况，在下腹还能够摸到包块，此种症状大多是妊娠子宫的表现。这时候就要多关注胎儿情况，以免出现意外状况。

子宫积脓的患者会同时伴有发热且白带呈脓性的症状，下腹正中会有疼痛表现，血象也有所升高。

若是发生了子宫肌瘤，在产生腹痛且能摸到质地坚硬、形状并不规则的包块的同时，还会有月经量偏大且持续时间过长的情况，很多患者都会有不同程度的贫血表现。如果到医院去检查B超，会发现子宫已经变得大而且坚硬。若是已经到了更年期或者绝经之后还会出现不规则的阴道流血、白带增多的情况，那就有可能是子宫内膜癌，基本就可以断定是恶性肿瘤了。

女性生殖系统的附件组成部分发生炎症或者肿瘤时，都会伴随着下腹部的疼痛表现出来。

发生宫外孕时，会在下腹的一侧能摸到包块并有明显的痛感，此时患者会出现停经后，但阴道内却有少量出血的情况发生。急性附件炎会有下腹痛和发热的症状，慢性炎症虽然在表现上和急性并没有太大的差别，但如果不及时治疗，可能会产生不孕的严重后果。

卵巢出现良性肿瘤时，下腹一侧会有包块，却并没有明显的触痛，但能够发现包块可以活动且快速长大。肿瘤发展为恶性时，会有腹水的情况出现，值得引起注意。

但腹部疼痛和包块的出现，并不足以完全判定是妇科疾病。腹部手术后如果出现了肠道粘连，或者患有肠道肿瘤，一样会摸到包块出现。有些老年人的膀胱肌肉逐渐麻痹而出现排尿不净、残余尿的潴留也经常会被误诊为包块。膀胱的憋涨和下腹部的疼痛还是有所区别的，不要妄加猜断。

番外篇：五气六字诀，调理有功效

在中医的养生调理理念中，有一种功法叫五气六字诀，是用"呬、呵、呼、嘘、吹、嘻"六个字不同的发音和发音时所使用的不一样的气息和动作来调节五脏之气，进而通过人自身的调节系统来实现保健的作用。齿喉舌的用力不同，以牵动不同的脏腑经络气血的运行，也是千百年来传统中医中秘法的所在。

预备式：两腿分开站立与肩同宽，头要与颈平直，以含胸挺背的方式站立，要求松腰松胯、双膝微曲，以全身放松的状态来做。

在开始之前，可以先学习如何进行腹式呼吸。注意是先呼后吸，呼气的时候用气去念所提到的字，同时注意提肛缩肾，把体重略微向脚后跟移动，脚后跟则要保持微微着地若即若离的状态。

1."嘘"字功平肝气。

读"嘘"字时要注意两唇微合，能感觉到嘴角上有横绷的力量，舌尖稍微向内缩，"嘘"字从上下齿之间的微缝中慢慢吐出来。

吐字同时，用足大趾点地，两只手从小腹处缓缓升起，以手背相对的方式从胁肋至与肩平，两臂张开向上左右分开，手心斜向上。眼睛内照自己的肝部形状。等到气息渐尽时，再屈臂从胸腹前缓缓下落，回到初始状态。然后再做第二次，如此重复六次，进行调息。

"嘘"字诀对治目疾、肝大、胸胁胀闷、食欲不振、两目干涩、头眩目晕等症状有很好的调节功效。

2."呵"字功补心气。

读"呵"字的时候口型要保持半张的状态，用舌尖顶住下齿，舌面尽量保持下压的状态。

"呵"字出时，依旧是足大趾轻轻点地，两手掌心向里从小腹升起，至胸部双乳之间时变掌心向外，由内向身体两侧推动手臂，手掌约处于与眼平齐的地方。气尽，则反转手心向面侧，经面前和胸腹部位缓缓下落至初始状态。此动作依旧重复六次，调息，准备下一个动作。

常练"呵"字功，对治疗心悸、心绞痛、失眠、健忘、盗汗、口舌糜烂、舌强等由心经引起的疾患有很明显的作用。

3."呼"字功培脾气。

念"呼"的时候，尽量把口型保持为管状，舌向上微卷，用力前伸，如同是在曝吸的状态，但气息是向外走的。

依旧以大脚趾点地，两手升至肚脐处时，左手外旋上托过头部，同时右手内旋向下压至小腹处。气尽时，左臂旋转为掌心向里缓缓下落，右臂旋转为掌心向上缓缓上升，两手在胸前交叉后，左手变方向下压到小腹部位，右手上举至头顶，气再尽，双手各自缓缓恢复到初始的状态。如此交替一次，为一遍，做三遍即可。

常练"呼"字功，可以治疗腹胀、腹泻、四肢疲乏、食欲不振、肌肉萎缩、皮肤水肿等脾经疾患。

4. 呬字功补肺气。

"呬（xì）"的口型为开唇叩齿，舌头微微向下顶在齿床上。

依旧大趾着地掌心向上升起至双乳平，然后两臂外旋，翻转掌心向外以立掌的形式，向内挺指尖对喉处，两臂尽量向外延展，能感觉到中指处有拉伸的紧绷感。气尽，双臂自然下垂，恢复到初始的状态，重复六次，调息。

练"呬"字诀可以起到伸展两肺的作用，对经由肺经的呼吸系统的问题能起到很好的调理作用。

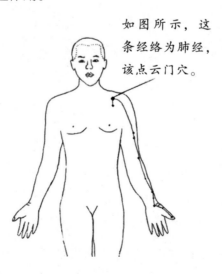

如图所示，这条经络为肺经，该点云门穴。

5. "吹"字功补肾气。

念"吹"的时候，依旧要保持嘬的口型，用嘴唇的力量来发出声音。

"吹"出唇时以五趾一起着地，足心放空，两臂从身体两侧提起，分别经由长强、肾俞两个穴位后再向前划弧抬升到锁骨的位置，两臂之间保持如同抱球的状态，以指尖相对，然后身体慢慢下蹲，与此同时两手缓慢落于膝盖处。随着气息渐尽，慢慢站起，两臂自然下垂于两侧即可。做六次后，调息。

吹字功可对腰膝酸软，盗汗遗精、阳痿、早泄、子宫虚寒等肾经疾患有非常明显的效果，但是忌讳在睡前多做，否则反倒容易引起夜间遗精的现象出现。

6. 嘻字功理三焦。

念"嘻"时两唇保持微启的状态，舌头稍微向后缩一些，舌尖向下，从心理到面貌上都呈现出一种喜笑自得的状态。

以第四和第五脚趾点地，两手如同捧物的形态经过腹部到双乳平齐，两臂由此翻转成掌心向外的状态并向头部托举，指尖相对，手心向上。气尽再吸气的时候，五指分开，从头部顺着身体两侧缓缓地落下，并引导气息至四脚趾趾端。重复六次，调息。

当因为三焦不畅而出现眩晕、耳鸣、喉痛、胸腹胀闷、小便不利等疾患时，练习"嘻"字功，可明显能感觉到改善后的效果。

特别要提醒的是，每个字念六遍之后，稍事休息，长呼吸以调整呼吸状态，直至恢复自然呼吸后再进行下一次。呼吸更要保持自然状态，不要强行憋气。练功永远都讲究自然二字，不是坚持的时间越长就越好。中医养生学永远都是在讲"自然"与"调和"这两个词，刻意人为的强行练功本就和身体的运行状态相背离，莫把调理变成了对身体的伤害。

第四章

内分泌
信号早警惕

淋巴一肿大，疾病便不远

我们一直在讲如何去观察身体上的报警信号来判断病灶，这是因为人体对疾病具有相当高的敏感度，而淋巴结是能够最早发现这些疾病症状并发出信号的组织系统。

很多人都听说过淋巴结，却少有人知道到底什么是淋巴结。正常情况下，我们是很难在体表触摸到淋巴结的。只有当淋巴结出现了肿大、疼痛、质地变得坚硬或者有破溃、波动等异常情况时，人体才能感知到淋巴发出来的疾病警告。在淋巴系统中，淋巴结是一些大小不一、形如蚕豆的组织，遍及全身各个部位，大多数都位于人体的浅表部位，如颈部、腋窝、腹股沟等处最多，并集结成群。淋巴结的主要功能就是消灭细菌和细胞残屑。在和疾病组织对抗的过程中，淋巴结自身形态会发生变化，就是其发出来的疾病信号。

浅表淋巴的变化，借用手指的触诊可以快速进行判断。

大多数的浅表淋巴结都可以通过触摸进行自检，最为明显的就是颈部、腋窝和腹股沟部位的淋巴结。将食指、中指和无名指三个手指头并拢起来，把指腹平放在检查的部位上进行滑动，便可以很快发现是否存在淋巴结异常现象。特别是当淋巴结出现明显的肿大或者迅速变大的时候，通过简单的触诊就能够及时发现，因此也有利于疾病的快速诊断。

不同部位的淋巴结异常，必定是有不同的疾病含义，要注意对症状和部位进行不同的区分判断。

1. 当颌下淋巴结出现肿大时，这时就会考虑是与口腔或者面颊部位的炎症相关的病因，尤其以鼻咽喉部位的细菌感染和扁桃体炎症为多，结核、白喉、猩红热等疾病都会引起此部位淋巴结的肿大。

2. 耳前淋巴结肿大常预示着眼睑、面颊和耳颞部出现了炎症。

3. 枕部的淋巴结肿大多是因为风疹和麻疹等疾病造成的。

4. 左侧锁骨上的淋巴结会因为消化道出现了肿瘤转移而呈现重大异常情况，如胃癌、肝癌和胰腺癌等肿瘤症状都会出现该部位的淋巴结的肿大。如果肿大换成了右侧锁骨，一般可见于支气管肺癌和食道癌的淋巴结转移。

5. 腋下的淋巴结肿大常见原因多是乳房、上肢、肩背部出现炎症，或乳腺癌的淋巴结转移。

6. 腹股沟处的淋巴结肿大，必定和下肢、下腹部以及外阴部位的炎症有关，也有相当一部分患者出现腹股沟的淋巴结症状改变，这和腹腔内的肿瘤转移有关系。

7. 腘窝淋巴结肿大多由足或小腿部位的皮肤炎症引起。

简单一句话就是，不论哪个部位的淋巴结出现了肿大现象，首先就要从淋巴结所处的部位去找病因。但有一点要注意，淋巴结其实是具有无痛性表现的，即便是出现了肿大，也并没有明显的痛感。如果此时还能感觉到淋巴结的表面光滑且质地比较坚硬，在试用了一些抗感染治疗后仍没有明显改善时，就要考虑是否是淋巴瘤的可能性。同时，一般还会伴有不明原因的高烧和严重的消瘦情况，需要多加谨慎。

我国每年新发淋巴瘤患者约 8.4 万人，死亡人数超 4.7 万，发病率以每年 5% 的速度上升。令人感觉恐怖的是，淋巴组织遍布于我们全身，因此淋巴瘤也被称为分布最为广泛的一种癌症。

淋巴瘤主要病症表现为痛性淋巴结肿大、肝脾肿大，全身各组织器官均可受累，伴发热、盗汗、消瘦、瘙痒等全身症状。工作压力大、节奏快，是诱发淋巴癌症的重要原因之一。所以保护淋巴组织最重要的一个环节就是学会释放压力，提升自身的免疫力。

除了淋巴结肿大外，由于淋巴组织遍布全身，淋巴瘤患者也会并发出现一些身体其他器官的症状。这些症状和发病年龄、肿瘤范围、机体免疫力等因素有关。可以简单地归结为以下几类：

1.患者会感觉有持续性高热的症状，偶尔也会有间歇性的低热，少数患者会呈现周期性发热。

2.大约有五分之一的淋巴瘤患者在饮酒后约二十分钟的时间内会出现相关组织部位的疼痛症状，这是非常明显的一个表现。

3.肠胃道系统是淋巴组织最常见的发病部位。一旦此处出现了淋巴瘤，病人多会出现食欲减退、腹痛、腹泻、腹部包块、肠梗阻和出血等症状。淋巴瘤的高发部位在小肠，其次是回肠，然后便是胃部。

4.当淋巴组织因为受损而压迫了胆管时，肝脏部位会因此而受到伤害，具体表现为肝区出现痛感和肿大的情况，身体上会表现出黄疸的症状。

5.一旦淋巴瘤压迫到了继发性神经，患者就会出现骨骼疼痛的情况。有些淋巴瘤的患者会出现皮疹，还有一些情况比较严重的患者会有吞咽困难、鼻塞和流鼻血的情况发生。

发烧、盗汗、乏力、消瘦、胃口差、颈部淋巴结肿大，都可能是淋巴组织的问题。一旦发现以上信号，就应立即到医院就诊，以便让淋巴瘤病人得到及早的对症治疗。但大多数人会误以为是感冒而错过了最佳治疗时期。平时多注意颈部、腋窝有无痛感结块，是否有长期低热、多汗、皮肤瘙痒等症状，这对诊断结果的判断具有非常明确的指导作用。年轻人平时要注意休息，保证充足睡眠，这对缓解淋巴系统的问题大有裨益。

分辨彩虹尿，颜色对症说

我们在上文简单提到了"彩虹尿"的概念。尿液之所以会出现不同的颜色，通常和饮食有相当密切的关系。其实，尿液颜色的改变也一样是在提示我们身体上存在着疾病的隐患。彩虹尿，在排除了饮食因素后，恰恰是疾病的最明显征兆。

如果出现了黄色尿液，一则是饮水不足，二则是肝炎的早期信号。

在正常的情况下，如果尿液的颜色过浓，就是在提示我们是时候给身体补充水分了。如果长期忽视这种情况，或者因为工作的不便而造成长期饮水不足，就会致使身体不能及时排出毒素，对泌尿系统会产生很大的影响，并且还会引起皮肤晦暗。

如果是发现尿液的颜色变成深茶色，这可能是胆红素排除过多的原因，只有肝脏和胆出现问题时，才会有大量的胆红素从尿液中排出。因此深黄色的尿液也经常被当作断定肝炎的重要因素之一。

出现白色尿液，是在提示患上了尿路感染。

女性出现白色尿液的比率要比男性高出很多，据统计，有 90% 的女性在一生当中至少出现过一次以上的尿路感染问题。尿路出现炎症后，因为炎症细胞的增多以及泌尿系统脱落的黏膜和组织会混合到尿液中，才会出现白色尿液的现象。泌尿系统感染是女性群体中非常高发且容易复发的疾病，如果得不到有效治疗，会发展成为慢性肾盂炎症，需要引起足够的重视。

当脂肪乳浊液进入到尿中，尿液就会呈现出牛奶一样的白色，有时混有白色凝块或血液，此症状意味着体内淋巴管可能有病变。导致出现乳糜尿的常见疾病是丝虫病，少数为腹腔结核、肿瘤压迫或手术创伤。有的妊娠妇女也可出现乳糜尿。而在平时的饮食中如果吃了太多的高脂肪食物尿液也会明显变白。

一旦出现了黑色的尿液，就要马上引起重视，这可能是血管或者肌肉群出现了大面积的损伤而造成的凶险症状。

黑色尿液的出现，代表着病症为十分危重的情况。一般黑色或者浓重酱油色尿液的情况多见于在血管内有溶血或者肌肉有大面积的挤压伤害，如烧伤、药物中毒、输血时出现配对错误等意外情况，如果不及时采取治疗，对生命存在很大的威胁。

恶性疟疾是常见到的急性血管内溶血病症，此时出现的黑尿在医学上被称之为"黑尿热"。患此病后，病人的血浆中会有大量的游离氧、血红蛋白与定氧血红蛋白随尿排出，进而造成尿液呈现出暗红色或者黑色的情况。

患阵发性肌红蛋白尿的病人，在运动后也会排出棕黑色尿，同时伴有肌肉无力，可逐渐发展为瘫痪。此外，黑尿还可见于酚中毒、黑色毒瘤、尿黑酸病等。

如果有急性肾炎、急性黄疸型肝炎、肾脏挤压伤、大面积烧伤、溶血性贫血等症状，还有一部分人在剧烈的运动后，尿液也可呈现酱油色。

出现绿色尿，可能是维生素 D 中毒的现象。

尿液呈现绿色，多是和服用的药物有关系。当吃了大量的消炎药物后，就容易出现淡绿色的尿液。而患有霍乱、斑疹伤寒和原发性的高血钙症状或者是维生素 D 中毒时，会出现暗绿色的尿液情况。但这几种情况通常都很少见。一般情况下出现的绿色尿液，基本上都和服用的药物有关系，如果停药后症状消失，就不用担心是疾病的信号了。

患有脓尿症状，需要首先考虑是肾病。

当泌尿系统出现了感染而化脓时，脓液就有可能混入尿液中使小便呈现为脓液的模样，若仔细观察能发现有明显的絮状物出现，略微静置后絮状物会变成白色的沉淀物。出现这种症状，大多是由肾盂肾炎、肾积脓、肾结核或因梗阻、异物引起的尿路感染等疾病引起的。通常患者还会出现尿急、尿频、尿痛、排尿不畅、腰痛、发烧等并发症状。

排尿是人体最简单的新陈代谢的生理功能，也是最能够反映身体健康状况的信号之一。我们日常生活中可以通过简单的判断来进行自我诊断，晨尿是最为重要的标志之一。

在早晨的第一泡尿中如果发现了泡沫过多，需要考虑是前列腺的问题；若是尿液颜色有异常，可考虑是长时间积尿的原因。如果在一杯水下肚再次排尿时还会出现颜色过浓的情况，就要考虑到医院去检查究竟了。正常人的尿液应该是清亮透明不含杂质的。如果发现自己的尿液混浊，就一定是身体在给我们发出疾病的信号，是应该及早诊断的。

大便色与味，好坏全说明

尽管提到大便有些上不去台面，但作为人体最具有分量的排泄物，其所具备的疾病信号自然也容不得忽略。上完厕所，不是冲冲就了事，养成回头看看自己大便的习惯，等于是给健康加上一层保险。大便是食物经胃肠道消化吸收后所剩下的"废物"，但它实际上能反映出人体的健康状况。通过观察大便，有助于疾病的早期发现和及时治疗。大便的次数多了少了、形状硬了软了，都可以是疾病的先兆。

排便是否正常，首先要看大便的颜色。正常人的大便因为含有尿胆原而呈现为黄色或者黄褐色，进食绿色蔬菜比较多时会变成绿色，吃了猪血、动物肝脏或者含有铁成分的药物以及中成药时，就很容易出现黑色的大便。因为大便是人体最直接的排泄物，所以和进食习惯有着密切关系。尽管如此，依旧有几种异常颜色的大便需要引起足够的重视。

出现白色的大便，很可能和结石以及肿瘤有关系。排便时如果发现大便的颜色呈现出白陶土样，那可能是因为胆道受到了堵塞，进而导致胆黄素无法正常排出，由此才出现了白色大便。患者经常会因为黄疸、结石、肿瘤以及蛔虫等原因，出现胆黄素排出异常，也可导致大便颜色变白。

如果出现了黑色大便，一般是上消化道出血所致。当上消化道的血液经过十数米长的肠道后，其中的组合成分早已经发生多种化学变化，血液原来的色彩会逐渐变成黑色。饮食中含有猪血、鸭血时，第二天的排便也会变成黑色，这是一样的道理。

若大便呈现为红色，必定和下消化道出血有关系。下消化道包括空肠、回肠和结肠，因为这一段的路程比较短，血液在这么短的消化过程中还来不及进行过多的化学反应就会被排出体外，因而大便会呈现为红色。但如果发现红色的血液并没有和大便混合在一起，而是淋在大便之上时，这是出现了便后滴血的情况，多半和痔疮有关系。

看完颜色后，重点观察的第二项便是大便的形状。正常的大便应该是圆柱形的，并且质地比较软。不正常的大便要么太硬要么太软，有的患者大便会呈稀烂或者水状，此时就要考虑是消化道系统出现了问题。

出现了烂便，多为腹泻的情况。腹泻的原因有很多，我们在上文中也提及一些内容。腹泻最常见的表现就是排出稀烂形状的大便，我们常称之为"拉稀"。这是因为肠道的蠕动速度太快，食物残渣中的水分还来不及被吸收就已经被排出体外了。而肠道失去了正常的蠕动节奏，这本身就是疾病的表现。

发生便秘时，多会排出柱形或者羊粪粒状的大便。如果排便呈现为坚硬的柱状时，多为习惯性便秘造成的结果。如果大便如同羊粪一样为一粒一粒的，就有可能是患上了痉挛性便秘。此外还有一种扁形带状的粪便要特别注意，这是由于肛门或者直肠变得狭窄而对大便造成了挤压，就可能是直肠或者肛门生长了肿瘤而导致的病症，最好去做检查以确定病因。

大便不成形，多半是因为消化道出现了炎症。如果是糊状的，常见于饮食过量而出现的消化不良症状；若是呈现为水样，可以考虑是否出现了食物中毒性的腹泻或是其他原因导致的肠炎。如果还能够在大便中发现黏液，多半是和慢性结肠炎或者慢性痢疾有关系。

看了颜色和形状后，还要再去观察大便的气味。如果大便的臭味令人难以忍受，这也一定是身体出现了异常的状况。

如果臭味中还带有刺鼻的酸味，是由发酵性消化不良引起的症状。若是出现了一股烧焦的味道，也要怀疑是否为消化不良。但如果出现了腥味的大便，这就表示消化系统有内出血的情况，并且出血量比较大，擅自服药可能会导致更为严重的情况出现。

大便的色、量、味、形，可以帮助我们及早发现脾胃及全身内脏的情况，根据中医提倡的辨证施治，还需要对判定的病症进行虚实分辨。便秘时如果伴有腹胀，多为实证；只有便秘而无明显痛苦表现，则多是虚证。如果大便的形态正常却又有排便不畅的表现，且肛门处能感到明显的阻滞感，这多是气机不畅造成的，调养时要以疏肝理气为主。

中医里的大便信号其实很复杂，这是因为消化过程中的任何环节出了问题，都会导致大便形态和性质的改变。中医理论中对五脏的升降调节有很严密的系统，如脾不升清就会吃什么拉什么，胃失和降则可能出现腹胀便秘，小肠失于分清则大便泄泻、小便短少，贲门梗阻不通则食入呕吐、大便不通，幽门梗阻则朝食暮吐、暮食朝吐、脘腹胀满、大便不通。因此，在观察大便的时候，并不仅仅只是在看自己的排泄物，其能够说明的身体内部的问题要比任何诊断都更为及时。

出汗分时辰，虚实难把控

流汗，是夏季里最普遍的生理现象。你是否想过，为什么在同样的温度下，有的人流汗多有的人流汗少，而各人也会因为出现不同的身体状况而在出汗程度上有差别。实际上，在汗液之中也蕴藏着疾病的信号。人体出汗部位的不同，也都预示着不一样的健康问题。但正是因为出汗是每个人都会表现出来的生理现象，所以其所表达出来的生理信号才最容易被忽略。

当汗液出现异味，不用怀疑，这一定是身体出现了问题。

正常人身体出的汗液应该是无味微咸的，如果从汗液上能够闻到有特殊的腥臭味，那就有可能是和热症或者湿症有关系，最常见的情况是肝热，此时就要小心肝硬化的情况。平时可以泡菊花茶来喝，能够在一定程度上缓解该症状。

有的人排出的汗液会带有一股尿液的味道，汗落后会在皮肤上留下结晶物，这有可能是尿毒症的征兆。如果汗液突然飘出了香味，很可能是糖尿病发作了。糖尿病患者平时出汗较少，小便却多，多数情况下汗液呈现出黄色，并且略带有一定的气味。如果发现有异常味道的汗液排出，最好先到医院去检查汗液的情况再做定断。

从出汗部位，来断定不同的疾病信号。

根据个人体质的不同，出汗程度也各不相同。人身上的汗腺分布本身就是不平均的，在该出汗的地方出汗是健康的表现，若是在不该出汗的地方出了太多的汗，就是疾病的征兆。

手心脚心爱出汗的人，多半都需要去检查肠胃问题。有些人在情绪紧张的时候就容易在手心和脚心的位置出汗，中医认为这是脾失运化、脾胃湿热、血虚的表现。每天餐后按揉腹部可以适当调节此种情况，平时一定要控制食量，避免吃生冷的食物。

如果鼻子上总是有汗珠冒出，那就说明此人必定肺气不足，需要调理补气。同时这也是免疫力低下的表现，需要提升免疫力。每天用双手敲打双腿，并按压双腿的左右两侧肺经的位置，可以起到调理肺经的作用。

如果胸口常出汗，中医认为这是脾胃失和的表现，说明体内的血液循环很慢，氧气运输不顺畅。经常坐办公室的脑力劳动者爱在心窝和胸口处出汗，并且还会经常伴有疲惫、食欲不振、睡眠质量差以及多梦的情况。平时用黄芪、大枣泡水喝，可以有效缓解症状。尽量减少焦虑和压力，避免吃过多油腻食物。

如果额头常常出很多汗，这可能是肝阳上亢引起的。上了年纪的老人和刚刚生产后的妇女，大多都有肾虚的情况，会出现面部爱出汗的表证。颈部汗腺分布稀少，所以很少有人颈部会出汗。如果你的脖子常常出汗，可能与你全身内分泌失调有关。如果是一吃饭就会大汗淋漓，那就说明身体内有发热的症状，要多注意泻胃火。如果是腋下出汗，那就说明是汗腺过大或饮食过重，从而促使腋下易出汗且有异味。有些上了年纪的老人总是会出现半身有汗半身无汗的症状，这时就要提前预防中风的可能性。

出汗的时间也有一定的规律，在中医的理论体系中，我们的身体在不同的时间段中运行不一样的经络和器脏。汗液出现在不同的时间段，可能就预示着相关部位有可能出现问题。

不少人认为夏天热就该出汗，结果外出或运动时没有把握好时间和出汗量，导致运动过度进而引发中风等疾病。冬天天气寒冷，很多人又不愿意主动出汗，运动少，从而导致身体抵抗力明显下降。因此，学会在恰当的时候以恰当的方式出汗，对保持身体健康非常重要。

夏天必须要主动出汗，每天上午的九十点钟和下午的四五点钟是出汗的最佳时间，晚上睡前用40度左右的温水泡脚至略微出汗，有利于身体进行自我排毒，并可以快速缓解疲劳状态。需要提示一点的是，长期待在空调房中，会让出汗的毛孔变得迟钝，会影响到排汗系统的正常功能，这也是空调病产生的根源。养生上有句俗话叫"冬吃萝卜夏吃姜"。生姜既能够散湿暖脾胃，同时又能够促进排汗。坐办公室的上班族可以用生姜片加一两颗红枣来泡水喝，效果很好。

如果是在安静状态下全身或者某一部位出汗较多，这可能是"虚汗"。虚汗分为自汗和盗汗两种不同的情况。并不疲劳且没有任何明显诱因而在白天出汗的情况，称为自汗，这是气虚的表现。晚上睡觉的时候并没有出现明显的温度变化而大量出汗，汗液量多到可以湿透被褥，这称为盗汗，是阴虚的表现。出现这两种情况，多半是久病初愈后身体虚弱的表现。如果长期有自汗和盗汗的情况发生，就一定说明身体的某些部位出现了问题，需要及时去诊断治疗。经常自汗的人群，可以选择吃一些山药、豆浆和牛羊肉等具有补气功效的食物；如果总是在夜间出现盗汗现象，可以多吃百合和雪梨等具有滋阴效果的食物，但要注意避免羊肉和辛辣的刺激。

《黄帝内经》中有"汗为心之液"的说法，每个人身上汗液的色、味都能反应出身体的疾病，同时也是健康的反射信号。多汗、少汗、有味道，这些症状都是人体自身在进行自我调节，是在用汗液告诉我们异常信号，需要提前预警起来。

发热有症状，别当小感冒

头疼发热是很常见的症状，很多人出现了发烧的病情后都会自己简单地服用退烧药物来治疗。常见的发烧症状其实可以通过身体的自我调整功能就可以退却的，但如果因此而选择了掉以轻心而不及时去诊断治疗，就可能会错失疾病的最佳治疗时期。

其实发热本身并不是病，在任何情况下出现的发热表现，都是其他疾病表现出来的信号征兆。人体在与病原微生物作战过程中会产生多种毒素和化学因子，这些毒素和因子刺激人体就会引起发热。一般来说，发热越厉害，说明人体和病原微生物的战斗越惨烈。发热是人体的防御系统和外来入侵的病原菌作战的结果，发热不是一个具体的疾病，而是很多疾病合并发展的过程表现。如果出现发热，也从侧面说明此时身体所患的疾病有可能很严重，更需要及早去查明发热的病因。

典型的发热，一般和呼吸系统感染有关，持续发热时要考虑是否是肺炎的可能性。

偶遇风寒感冒，通常都会伴有发热的症状。如果抵抗力不强，感冒也会慢慢发展成为肺炎。发烧源于我们的身体自动调温功能失去了平衡，最常见的情况是细菌或者病毒的入侵，如感冒、扁桃体发炎、肾盂炎症等。当有炎症发生的时候，发热并不是唯一的表现，还要根据发烧的程度以及有没有身体感知发寒和头痛等症状出现，由此才方便断定究竟是单纯的感冒还是也有其他方面的炎症出现。

高热伴有头疼、头晕、口臭或者恶心呕吐时，首先要考虑急性鼻窦炎。高热伴有咳嗽，尤其是深呼吸时就容易诱发剧烈咳嗽，此时就要考虑是否为肺炎。高热伴有脓血便、肚子疼，要考虑细菌性痢疾或者大肠杆菌感染。

成人的发热情况比较容易去诊断，但三个月以下的婴幼儿因为免疫功能还没有发育成熟，所以比成人更容易出现发热的情况。最常见到的发热疾病就是幼儿急疹。此病多发于 6 到 9 个月的婴儿时期，发烧时体温可以持续三天左右达到 39 度以上。但患者的精神并不会因为发热的表现而有所萎靡，退烧后会通常出现红色的皮疹，两到三天的时间内可以自动消失，少有后遗症出现。即便如此，大人依旧不能忽略婴幼儿的皮疹问题，需要在医生的指导下进行治疗，以免引起其他不适的状况发生。

我们常常陷入的一个错误认知是，当人体出现发热症状时，温度越高就一定代表病情越严重。其实发热是身体已经启动了自我保护机制，出现发热症状时恰恰说明我们自身的免疫力已经产生了可以有效抑制病原菌生长繁殖的因子，其正在最大限度地减少病原菌对人身体造成的破坏。而大部分的病原菌最合适的生长温度与人正常的体温相契合，约在 37 度左右，当人身体的温度升高时，病原菌的自我繁殖能力就会大幅度下降。因此很多情况下出现高烧的症状时，反倒是在证明身体正在逐渐恢复。

身体出现过高的温度一方面可以有效消灭病原菌的生长环境，另一方面对人体自身的运行系统也会造成很大的伤害。高热可能引起机体的代谢障碍，致使功能系统出现紊乱，甚至可以导致重要的器脏持续受到损伤。这是因为在持续高热的情况下，人体对各种营养物质的代谢变快，器官自身的负担也会因此而加重，最终却会导致防御功能的下降，进而增加了感染并发症的概率。

五岁以下的儿童如果出现持续性高热时，就非常容易发生惊厥的现象。人在幼儿时期的神经系统发展还不够完善，一旦出现了热惊厥的情况，就很可能对大脑造成一定程度的损伤。我们身边常见到很多人小时候都有烧坏脑子的情况出现，给以后的正常生活造成不可挽回的损伤。所以小儿发热，尤其是出现高热时，应及时给予退热处理。

不同的体质和疾病，发烧的程度也会不相同，这还取决于病原菌的数量以及毒性如何。预防发热，最主要的还是从增强自身的抵抗力和减少病毒数量这两个方面入手。日常中，可以选择戴口罩出行以减少呼吸道感染的机会。多喝水可以有效增强机体排毒的循环过程，同时也可避免因为高热而造成脱水的情况。

新生儿常有一种发热的症状被称之为"脱水热"，是因为喝水太少引起的。出现该症状时会有明显的缺水症状，如口唇发干，前囟凹陷，多喝水就可以解决。由此也可见水分的摄入对解决发热症状的重要性，成人出现类似症状时可多喝粗茶、凉开水和果汁等。

退热的药物应该交替服用，以避免机体对某一种药物产生强烈的抗药性以及副作用。生病时肠胃消化较差，须吃些易消化的东西。可加些米汤、清汤或牛奶等较易入口的食物，并补充鱼、肉、蛋等蛋白质丰富的食品。水果及维生素也有助于补充体力。葱白对发热症状有很好的调节作用，饮食中可以适当增加一些葱白的使用，有助于加快机体恢复过程。

骨病看不见，全靠感觉走

颈椎病、肩周炎、腰椎间盘突出……我们通常以为只有上了年纪才会发生的各种骨科问题，正因为越来越快节奏和不健康的生活方式而盯上了年轻人。在承受病痛带来的健康问题时，殊不知骨头的疾病还会牵连到身体上其他部位多方面的问题，最终会让患者苦不堪言。

骨头并不像是内脏器官一样有多方面不同的疾病表现方式，得了骨科病，最明显的信号特征就是疼痛。

上班族在电脑前面长期保持坐姿，就会出现颈椎老化的现象。当感觉到有持续性头痛的情况出现时，这可能就是患上了颈源性的头疼症，说明颈部的椎间盘出现了变异，因而才引发了头疼情况的发生。

颈椎是我们身体上最为重要的一处骨关节，也是最容易受到磨损而出现问题的地方。正常人的脊椎是一条前凸后凹的 S 形状骨，在各个关节之间有柔韧的组织相连接。当出现颈椎痛的时候，多数情况下是因为在不同关节颈椎骨之间出现了松动而打破原来各个关节间的平衡性。此时最好的治疗方法就是戴头托，人为增加颈椎处的稳定性，以帮助其尽快恢复平衡状态。

如果是出现了肩膀痛，且感觉胳膊活动越来越不灵活，就要考虑是否患上了肩周炎。肩周炎可以引起肩膀的活动受限，甚至连梳头以及给脊背挠痒痒的简单动作都难以做到。如果仅仅只是肩膀痛，在活动上并没有感知到限制时，但却会有上肢麻痛的感觉出现，就要考虑是颈椎病的可能性。

腰椎间盘突出的患者，表现出来的最典型的信号就是腰腿疼痛。如果有腰腿经常疼痛且感觉到腰部僵直甚至都不能正常弯腰活动，哪怕是在咳嗽、打喷嚏或者用力大便时都能引发腰椎的疼痛出现，有些患者会出现下肢麻木的情况，这些都是腰椎间盘突出的表现。也有一些人在进行重体力劳动时不小心会闪到腰，此时也会表现为腰腿疼。老年女性如果出现了骨质疏松症，轻度的外伤都会导致腰背部出现剧痛、站立不直，此时最好先去检查一下是否存在骨折的情况。

椎间盘出现问题时，还会有一些特殊的表现。如果是六节和七节之间出现问题，会表现为小指和无名指的发麻和痛感。如果是前臂的外侧和拇指、食指感觉到了痛麻的情况出现，就要考虑椎间盘五节和六节之间的毛病了。而四节和五节之间的问题会表现为肩痛和上臂疼痛。

在进行正常活动的时候如能听到膝盖部位发出"咔咔"的声响以及膝盖疼的现象，此时要考虑患上了关节炎的可能性。膝关节部位出现关节炎症时，在膝关节部位会出现变形的情况，能感觉到有僵硬、肿胀和疼痛的情况出现，症状特别严重时甚至连下蹲和正常的行走都会受到影响，在上下楼梯时候表现尤为明显。一旦有这些方面的不适症状出现，建议及早找骨科大夫进行检查。

在所有的骨科问题中，最不容忽视的症状便是骨质疏松症，这也是老年人最容易患上的骨病。在 50 岁以上的人群中，骨质疏松的发病率高达 50% 以上。骨质疏松的发生，也有其自己独特的偏好人群：

1. 天生骨骼瘦小的人，患上骨质疏松的可能性会更大。在年过四十之后，最重要的是要保持饮食营养，多做力量方面的训练，有助于预防骨质的流失。

2. 爱好抽烟的人群，骨质的密度会比正常人低，患上骨质疏松的概率也会比较大。

3. 酒精也会导致骨骼变脆，以及骨骼中钙和镁等矿物质出现流失，女性饮酒对骨骼的影响比男性更大。

4. 如果有厌食、挑食等不良饮食习惯，会提前给骨质疏松亮起绿灯。对女性来说，为了减肥而过度节食，会直接导致体内的雌激素水平降低，对骨骼的影响非常明显，更会出现月经紊乱的情况。而暴食症和厌食症对骨骼的影响都是十分明显的。平时饮食中可多摄入一些牛奶和钙、镁、维生素 D 等，可以保证骨骼以及牙齿的健康。

5. 骨质疏松症也有遗传的因素存在。如果家族中有骨质病史、姿势不良、身高缩短等问题，那么你发生骨质疏松的概率就相对更大。白人和黄种人群患上骨质疏松的概率更高，女性和 50 岁以上的人群也更容易出现该问题。而骨质的减少会随着年龄的增大而增加风险。曾有数据显示，在 75 岁以上的女性群体中，因为骨质疏松症而意外发生骨折的情况竟可以高达 90%。所以我的建议是，一旦过了 50 岁，不论你是何种性别、人种，定期做骨密度的检测有助于对一些问题及早发现并治疗。

长期服用肾上腺可的松类药物可扰乱激素水平，也会导致骨骼中钙元素和维生素 D 等物质的流失；患有狼疮以及类风湿关节炎的人群也更容易患上骨质疏松；甲状腺素和抗抑郁药也都更容易导致骨质流失。这同样是在警告我们，在用药的时候需谨遵医嘱。

血液多病变，表皮看得见

人人都知道血液病的危害性，却并不一定人人都知道患上了血液病后会以怎样的信号征兆表现出来。患血液病常见的早期信号有贫血、出血、发热与感染、红细胞增多等，但这些症状中少有可以通过日常生活中就能感知到的。又因为血液病有很大一部分是先天原发性的，尽管后天因为其他方面的疾病以及外界环境的原因也有可能对血液健康造成一定影响，但后天继发性的血液病通常不会单独发作，所以尚且好辨认。

要想去观察血液病的信号，自然离不开和血液有关的外证表现。

1.如果出现了长期的面色苍白，且会经常感觉到有心慌气短和头晕耳鸣的现象，这很可能是血小板出现了减少并且凝血机制有异常。通常情况下，患者还会伴有鼻腔和牙龈容易出血的情况，皮肤上的出血点不容易结痂，并且会产生瘀斑。病情严重时，甚至还会出现吐血、便血、咯血、月经量过多和脑出血的情况，出血的地方可以遍布全身各个位置。这是非常严重的疾病信号，尤以白血病的表现最为明显。视物模糊往往提示患者有眼底出血，剧烈的头痛伴恶心、呕吐往往提示患者有颅内出血。头痛、恶心、呕吐、偏瘫、意识丧失等神经系统症状是白血病对脑细胞和脑膜浸润的缘故。

2.不论是何种血液病，发热通常都是血液病的主要表现，尤其是出现长期不明原因的发热表现。当出现了不明原因的高烧时，应及时到医院做全方位的检查，抽血检查是必须要做的项目。检查结果如果显示为白细胞减少或者质量有异常，就会导致机体的抵抗力下降而容易出现感染。白血病、恶性淋巴瘤等血液病，都会出现发热的症状。发热时往往有鼻塞、流涕、咳嗽、咳痰等呼吸道感染的症状，或尿频、尿急等泌尿道感染症状。此时私自乱用退烧药，反而会掩盖真正的病情，给医生的检查诊断造成错误的表象。

3. 现如今健康体检已经引起越来越多人的重视，这是人们对自我健康的正视。如果在 B 超检查中发现了肝、脾肿大或淋巴结肿大，尤其是伴有发热、黄染、贫血等情况时，就要考虑患血液病的可能。也有部分男性患者患上血液病时，会出现一侧睾丸莫名增大的情况。

急慢性白血病、淋巴瘤等血液病都可以引起肝、脾和淋巴结的肿大现象。而淋巴结肿大早期多集中在双侧颈部，以颔下、颈部、锁骨上、腋下及腹股沟处多见，不会出现明显疼痛，这也是最容易被发现的疾病信号，却也常被误诊为淋巴结核或炎症。而肝、脾肿大且在上腹部肋下可触及有肿块现象，指压能感知到痛感，这时容易被误诊为是肿瘤，但其实是大量白血病细胞浸润骨髓的表现。遗憾的是，很多因为血液病而引起的肝脏和脾脏的肿大现象经常是在体检的时候被意外发现，但此时已经错失了早期治疗的最佳时机。

4. 面颊、唇、舌、耳、鼻尖和四肢等处的皮肤黏膜上经常出现显著的红紫色，甚至眼结膜也有经常充血的情况发生，这可能是和血液中红细胞以及血红蛋白数量的增多有关系。此时应该到医院去做血液的检查。

若检出血液中白细胞增多的结果时，就要考虑是不是有白血病的可能性。白细胞数增多常为继发性，主要是指中性粒细胞增多。骨髓增殖性疾病、急慢性白血病等都可以出现中性粒细胞增多的现象，而许多非血液系统恶性肿瘤也常伴有中性粒细胞增多的表现。一旦确诊了血癌，患者死亡率是非常高的。

这四点是判断是否患有血液病的简单征兆，是我们在日常生活中对自我的检查观察就能做出粗略判断的依据。其他许多常见的血液病，也都有其各自不同的征兆。

当经常出现面色苍白、心慌气短、头晕耳鸣等症状时，就要考虑是否有贫血的状况。因为骨髓的造血功能出现障碍，以至于血液中的红细胞和血红蛋白大量减少，从而造成造血原料缺乏而出现贫血的症状。有很多患者会把贫血导致的心悸误认为心脏病，也有人把头晕、失眠以及记忆力下降当成神经衰弱的表现，却忽视了去做血常规的检测。贫血的种类也分为很多种，有缺铁性贫血，有营养不良性贫血，有溶血性贫血，而女性月经量过多或者出现了消化道慢性失血、外伤大出血时也同样会造成贫血状况的出现。

当出现黄疸症状时，不仅仅要考虑是肝病，更要考虑可能是血液病。

血液中的红细胞极易被破坏，因此就会出现溶血性的贫血，会以黄疸的外证表现出来。这是因为当红细胞被破坏时会释放出大量的血红蛋白，经过一系列分解后就会以胆红素的形式代谢出来。患者血液中胆红素的含量过高，就会出现黄疸。肝病患者做血液检查的时候也会出现胆红素过高的表现。二者的区别在于，溶血性贫血的患者还会出现痛感、尿色加深呈酱色或葡萄酒色等症状。如果能够及早确诊，病情就能够得到有效控制。

平时多喝水，有助于血液中毒素的及早排出。饮食上要防止大量脂肪的摄入，否则会增加患上心脑血管方面疾病的风险。蔬菜、水果、牛奶、豆类、水产品等能提高血液活力，平时饮食中可以适当补充。

番外篇：内分泌调理靠自己

人体有一套完整的内分泌系统，其通过分泌各种激素而和神经系统一起调节人体的代谢和生理功能。正常情况下，各种激素的分泌是保持平衡的。如因某种原因使这种平衡打破了，就会出现某种激素过多或者过少的情况，这就会造成内分泌出现紊乱，最直接的临床表现是出现多种症状的失调，如女性常见的月经不调等症状。

男性和女性都可能会出现内分泌紊乱。导致内分泌出现失调的原因有很多，但大多都是因为工作压力大，精神长期处于紧张的状态下，甚至时常熬夜以及饮食不规律，结果造成自身的免疫系统功能下降，人体自身的自我调节能力出现偏差，最终会以内分泌紊乱的形式表现出来。这些特征，在女性群体身上的表现尤为明显。

内分泌失调表现一：失眠多梦，头疼无力。尽管感觉到十分疲乏，躺在床上依旧辗转反侧睡不着。白天却会表现为注意力不集中、困倦嗜睡，严重影响到正常的工作和生活。

内分泌失调表现二：月经周期不定。女性身体健康最重要的一个标志就是经期的规律性。经期一旦出现了不正常的提前或者推迟，一定说明身体内部出现了偏差。还有部分女性会表现为月经量的无法控制，甚至在时间长短上也无法把控。如果是偶尔出现一次，尚不必过多担心，平时注意休息，避免冷寒。如果长期出现这种状况，就需要去做妇科检查了。

内分泌失调表现三：皮肤松弛易衰老。一个人是否年轻，最直观的表现就在皮肤上。照镜子的时候发现出现了皮肤松弛、毛孔膨胀粗大，原本白皙的皮肤日渐粗糙，甚至还会有黄斑、色斑现象出现，这和内分泌失调有最直接的关系。

内分泌失调表现四：心慌气急，烦躁胸闷。有一天发现自己很难控制脾气的时候，可能就是在预示着内分泌失调的症状了。如果突然间变得心慌气急，容易激动且经常会表现出狂躁状态，总是会"不高兴"，很难以积极的情绪投入到工作学习中，晚上睡觉的时候经常会感觉到胸部闷胀而被憋醒，情况特别严重的时候还会出现血压的爆表，这个时候首要的任务就是静下心来调整自己的内分泌系统。

除了这四大明显症状外，内分泌失调还会引起肥胖、不孕、乳房胀痛和乳腺增生、体毛异常、早生白发和耳鸣等症状。内分泌参与调节机体器官组织的代谢和功能，这个过程与癌症的发生有直接关系，女性的许多癌症都源于内分泌失调。发生以上这些症状中的任何一种，都会对正常的生活造成极大干扰。在尝试去调整内分泌之前，还需要先了解造成内分泌失调的病因，才能做到有的放矢。

造成内分泌失调的因素有四个方面：

1. 生理因素。人体的内分泌激素一般会随年龄增长而出现改变，通常年龄越小内分泌越少。随着年龄增长，内分泌的情况就会有很大的改变。也有部分人群是受遗传因素的影响。

2. 营养因素。适当的营养摄入是人体维持正常生理功能的基本保证。减肥过度造成的营养失衡，食物摄入不合理，都会使与内分泌相关的问题慢慢呈现出来。

3. 环境因素。严重的环境污染是内分泌失调的又一大因素。

4. 情绪因素。这是相当关键的一点。当人处于紧张和忧虑的状态中时，负面情绪会反射到神经系统上，从而造成激素分泌的紊乱。

调理内分泌，也应该从以下这几个方面入手：

1. 养成良好的生活习惯，戒烟限酒。

2. 不要过多地吃咸而辣的食物，不吃过热、过冷、过期及变质的食物。

3. 有良好的心态应对压力，劳逸结合，不要过度疲劳。

4. 加强体育锻炼，增强体质，多在阳光下运动。

5. 生活要规律，尽量避免如彻夜唱卡拉 OK、打麻将、夜不归宿等现象。

6. 提高性生活的质量，女性的性生活质量高的话，也有利于男性精液的游入，可以提高受孕的概率。

7. 不要食用被污染的食物，如被污染的水、农作物、家禽鱼蛋和发霉的食品等，要吃一些绿色有机食品，防止病从口入。

中医认为，肾脏具有平衡荷尔蒙分泌的作用，当身体中出现激素分泌失调时，肾脏会最早做出反应。肝脏是在荷尔蒙分泌失调时对身体起支撑作用的关键脏器，而肝和肾能正常运作，这完全都要归功于脾。因此，要调节内分泌系统，首先要从保肾护肝健脾这三个方面着手。中医保健会针对各个患者的不同情况，通过拔火罐、刮痧、按摩等疗法，使气血得到调理，从而使内分泌逐渐恢复正常。但最为关键之处，还是在于自我的心理保健以及对生活方式和生活习惯的改变。

第五章

生殖信号
早注意

乳房好与坏，软硬靠手感

乳房是女性身体的第一焦点，是女性美的重要标志，同时也是女性身体是否健康的最重要检测区域之一。成年女性应该随时注意观察自身乳房形态的变化，观察两侧乳房的位置、大小以及乳头有没有异常分泌物和肿块的出现。大多数乳房的问题，都可以通过观察外形和触摸表现出来。

如果在乳房上发现了有酒窝的形状，这可能和纤维腺瘤有关系。当乳房皮肤的毛囊出现了点状的凹陷，粗略观察时可类似于橘子皮和酒窝的形状，这时候要首先考虑为纤维腺瘤或者纤维囊性增生，也有可能是肉瘤和乳腺癌的情况，或者是脂肪出现坏死。

出现了乳房肿块，考虑是肿瘤的可能性。乳房的大部分组成成分为脂肪，在健康的状态下会以松软的形式表现出来。如果在用手触摸的过程中感觉到有异物，或者把乳房从下往上推可以摸到有质地坚硬、表面光滑、边界清楚且容易被推动的硬块存在，而且随着时间的增长能感觉到硬块在增大，但并没有其他异常感，这可能是长了腺瘤。如果硬块的边界并不清楚，乳头也会经常有溢液分泌出来，腋窝下的淋巴结也会出现肿大的情况，这可能是乳房中长了肿瘤。

感觉乳房出现了膨胀肿大，这可能是患上了炎症。很多爱美的女性都希望自己的乳房能够增大，但如果出现了异常增大且乳房上有肿块出现，就要非常小心了。通常情况下肿块会缓慢增长且有明显痛感的多为良性增生或者炎症的表现，如果出现了增长十分迅速的肿块并且摸不清其具体的边界，就需要及时做检查以确定是否有癌变的可能性。

乳头和乳晕的颜色加深并且出现奇痒的感觉时，可能出现了增生病变。如果发现单侧或者是双侧的乳房上出现了乳头乳晕的异常增大，这是在提示体内的雌性激素分泌量增多，此时就要考虑患有乳腺增生或者囊性增生病变的可能性了。

最让所有女性不安的，是乳腺癌。很多知名女星，都因为乳腺癌而香消玉殒。随着乳腺癌的高发，人们对其也越来越加以重视。但在这里我要纠正一个认识的误区，乳腺癌并不是女性患者的专利。从医学角度来说，只要长有乳腺，就会有患上乳腺癌的风险。男性一样会患上乳腺癌，只不过其乳房并不如女性一般发育，所以患病的概率会相当低。

如果发现乳房部位皮肤发红和肿块出现时，就要及早警惕起来。乳腺癌表现出来的症状有很多，肿块是最明显的标志之一，乳房隐痛、胀痛也是乳腺癌的常见症状。

1.乳房部位有肿块出现。乳腺的外上象限是乳腺癌的好发部位，此部位出现了单个或者多个不规则的、活动性差的肿块时，就要考虑是乳腺癌。通常这一症状在洗澡的时候会很容易被发现。

2.乳房肿块在不经过治疗时，会继续无限制地自由发展，并会在皮肤表面呈现隆起的状态，且伴有皮肤色素沉着的情况出现。如果发现乳房局部隆起，很可能是乳腺癌已经发展到了晚期，需要尽快就诊。

3.当乳头和乳晕的方向出现改变时，多半是受到了乳房肿瘤的牵引。如果肿瘤出现在乳头下方，就会牵拉乳头以致出现乳头偏斜、凹陷的情况。如果肿瘤牵涉到乳头的位置，还会出现乳头溃疡、糜烂的情况。有的病人患有乳腺湿疹样癌，可表现为乳头结痂、脱屑、糜烂的症状，并且会反复发作，难以愈合。

4. 在非哺乳期内出现了乳头溢液，液体呈乳白色、淡黄色、棕色或血色、水样、脓性，甚至还会出现血性溢液，基本可以断定是因为乳腺肿瘤引起了炎症、出血和坏死的现象。一些较年轻的女性出现乳房溢液时，也可能是因为内分泌失调。溢液情况出现后，有大约四分之一的患者可被诊断为乳腺癌。

5. 少数乳房癌症的患者会出现乳房隐痛、刺痛、胀痛或者钝痛的情况，也有部分患者会出现腋窝淋巴结肿大。我们刚刚提到的乳房表面皮肤出现了酒窝样凹陷，这也理应考虑到是乳腺癌的情况。但并非所有酒窝凹陷都是乳腺癌，乳房慢性炎症、脂肪坏死、乳房皮下血栓性静脉炎和术后瘢痕挛缩等也都会造成皮肤凹陷，需仔细诊断。

6. 乳腺癌会导致乳房出现静脉曲张的情况，甚至会使两侧乳房呈现明显的不对称。

乳腺癌发展到后期，患者如果没有及时采取巩固治疗的相关措施，癌细胞很容易复发和扩散，从而导致乳头溢液、淋巴结肿大、症状转移、恶病质综合征等并发症的出现，严重者可引发生命危险。乳腺癌之所以发病率越来越高，且呈年轻化的态势，这和巨大的生活以及精神压力是密不可分的。

学会适时为自己松绑，偶尔开怀大笑、回归大自然、回归家庭生活都是减压的好办法，同时也是对身心系统最佳的调节方法。只要患者能以正确的态度对待疾病，积极配合医生治疗，是可以康复的。

月经量与时，妇科定期查

女性生理最为明显的健康特征，便是每个月定期到来的月经。因为月经是周期性的子宫出血，是和子宫息息相关的内容，所以有关于月经的任何问题都能够直接反映出子宫的问题。

月经量特别大时，要考虑有意外流产的可能性。

一般情况下，经期在一周左右就可以结束。如果某次月经的经期已经远远超过了这个时间段，并且每隔一个小时左右就需要换一次卫生巾，且时常有血块排出，那这无疑就是月经量过大的表现了。此时要先确定自己是否已经意外怀孕，以确保此次月经量异常是不是宫外孕或者自然流产造成的出血状况。如果这二者情况都不是，甲状腺功能的异常也会引起月经周期紊乱的情况，其不但会让经期变长，有时还会出现经期变短甚至产生闭经。女性患有甲状腺疾病的概率是男性的 8 倍之多，其不仅会让月经周期发生变化，还会影响到患者的心率状况。孕妇如果出现了甲状腺功能的问题，还有可能影响到胎儿的大脑发育。

月经量过大所预示的疾病和年龄也有很大关系。如果是已经超过了 35 岁的妇女突然出现了月经量过大，或者是经期提前到来且大量出血，这时需要做子宫内膜切片的检查，以确定是否患上了子宫内膜癌。

月经太迟来临，可能和卵巢囊肿有关系。

月经之所以叫月经，是因为经期一般在四个星期到一个月左右出现一次。如果已经超过了五周的时间还迟迟没有来经，就说明出现了经期推迟的现象。首先要到医院检查，以测定是否已经怀孕。如果没有，就需要检查血液中的荷尔蒙水平了。当雌性激素水平过低时，就无法形成正常的子宫内膜；孕激素过低，子宫内膜就无法正常脱落，由此便会造成经期迟迟不来的现象。

月经不来，很可能也是在暗示患上了多囊性卵巢囊肿。此时患者卵巢上已经生长了很多微小的囊肿，进而造成无法正常排卵的情况，自然也就不会有月经出现。同时，患者还会表现出身体发胖、因雄性荷尔蒙增加而出现体毛增多、脸上长出暗疮等并发症状。

出现意外停经，或许是得了"停经症"。

如果并没有怀孕，且在近期内也没有出现过度的精神压力，但却意外出现了停经的症状，月经消失了三个月乃至更长的时间，这个时候就要考虑是否得了"停经症"。停经，意味着血液中的荷尔蒙指标失去了平衡。如果年龄已经超过了40岁，则有可能意味着开始进入更年期。如果年岁尚轻就出现了停经症状，需要及早诊断，因为长期荷尔蒙失衡将会影响到心脏以及骨骼的正常功能。

出现停经，也可能是和良性的垂体肿瘤有关系。此时患者不会产生任何不适，停经是唯一的信号征兆，偶尔也会在乳头位置有分泌物排出。如果诊断不及时，肿瘤会慢慢生长以至于压迫大脑神经，进而引发头疼和视力减弱。

如果女孩已过18岁仍无月经来潮，医学上称之为原发性闭经，这时要检查是否有生殖道下段闭锁、先天性无子宫或子宫发育不良、卵巢肿瘤、脑垂体肿瘤或功能低下、患有内分泌不调或消耗性疾病。

月经太提前且周期逐渐缩短，考虑有交叉感染的炎症出现。

　　并不是说每 4 周来一次月经就是正常的标准，每个人的生理循环节奏不同，只要月经定期来就不会有什么大问题。如果经期时间越来越短，且出血量持续减少，就需要考虑做妇科检查了。一般情况下，月经的变化都和荷尔蒙激素水平有关系。如果长期服用口服避孕药，偶尔的漏服就会引起月经出血中断的现象。如果有性伴侣，则要考虑是否因为性生活不洁而导致出现了交叉感染的炎症问题。

　　出现痛经，需要考虑盆腔是否已经受到感染。

　　很多女性都有长期痛经的现象，严重时疼痛的状况会一直延伸到腰部、大腿，此时不仅伴随有四肢无力、发冷的症状，有时还会出现呕吐、腹泻。如果只是在经期表现出痛经状况，但并没有其他症状并发，且月经的时间和量都很正常，则考虑是和个人体质有关系。

　　与痛经一起并发有发烧、小腹坠痛等症状时，要考虑是否有盆腔感染的现象。当痛经越来越厉害，持续时间越来越长，而且在性生活或平时弯腰时出现症状加剧时，可高度怀疑是子宫内膜出现了异位。若是此种症状，在痛经的同时，还会带来经期延长、经血过多等表现，是需要及早进行诊断治疗的。

　　月经的改变，其实最需要引起注意的是子宫肌瘤的出现。其常表现为月经量比以前增多、月经期延长、月经周期缩短等，甚至还会有腹部包块、白带增多，腹痛、腰酸等症状出现，它是育龄女性最常见的生殖器肿瘤，也是高发病症，一旦发现月经问题更要及早诊治。

　　在饮食上注意调节，可对月经的情况进行有效的改善。月经时常早来、周期过短，平时注意少吃辛香料，少吃肉，多吃青菜；若月经总是迟来，宜少吃冷食，多吃些具有补益作用的食物，如肉食、五谷，特别是在经期前期多服用补血的食品，最好吃些姜炒鸡肝或猪肝。大豆中含有丰富的植物雌性激素，对女性卵巢的保养有很好的作用，多吃豆制品有利于女性自身内分泌的自我平衡和调节。

白带有多少，疾病有多糟

同月经一样，白带的形成也和女性体内雌激素分泌的多少有着密切关系。青春期之前的女孩是不会出现白带的，只有当卵巢开始发育，分泌出来的雌激素开始促进生殖器官的发育时才会出现白带。白带属于女性阴道分泌物，在正常情况下量很少，色白，带黏性，无臭。当生殖器官有炎症、肿瘤时，由于炎性渗出物或组织坏死，阴道排出物可增多，且呈脓性或血性，并带臭味，这时就要及时进行检查。

白带的异常，直接说明了和女性生殖器官有关的许多疾病征兆。

白带超过了正常量，可能和阴道炎症、宫颈糜烂有关系。白带量多，且呈现为透明清水样，甚至能够将内裤濡湿，这多和宫颈糜烂或者慢性阴道炎症有关系。

若出现了白色黏液性白带，可能和服用了雌激素药物有关系。如果仅仅只是出现了量多，且表现有黏稠的状态，这是宫颈腺体和阴道黏膜分泌增多的表现。如果身体上并没有特殊的其他表现，就考虑是服用了诸如避孕类药物导致雌激素增多而出现了盆腔充血的情况，一般情况下不需要特别治疗。如果已经注意了饮食和药物的服用，却依旧出现白带异常，再去医院做检查也不迟。

　　出现了豆腐渣样白带，应该是患上了霉菌性阴道炎。患者通常还会出现外阴瘙痒或者烧灼样的痛感，并且在外阴和阴道壁上能够发现不易擦掉的白膜状物。如果擦掉这层覆盖物后能够露出红肿黏膜面，基本可以确定是真菌感染。糖尿病人和孕妇的体质比较差，在免疫力低下的情况下更要尽量避免真菌感染。

　　如果在白带中混有血液，出现了血性白带，要警惕是恶性肿瘤的可能。女性患上了宫颈癌、子宫癌以及阴道肿瘤等疾病时，常常会在白带中发现混有血液，血量多少不定。一些良性的病变，如子宫颈糜烂、宫颈息肉或者是宫内节育器出现了副反应等症状，也都可以引起血性白带的出现。在中医的治疗体系中认为，女性出现血性白带的情况是因为宫寒体虚，常在天气转冷的时候容易出现。如果并没有明显的病症，最好是去看中医以调理自己的身体，尽量减少和避免血性白带的出现。

　　恶性肿瘤或子宫癌、输卵管癌等症状在早期会出现白带增多的现象，并且呈现为水样白带。水样白带是妇科癌症的典型信号。当体内雌激素水平偏高时，子宫内膜的分泌就会更加旺盛，表现出来的症状便是水样白带。如果水样白带如同米泔，这是输卵管癌症的信号。

　　中医认为，水样白带多是在提示脾虚湿重的情况，并且带有典型的血液循环不良的表现。久病体虚之人，白带甚至会暴下如注，中医称之为"白崩"，认为这是气脱的先兆，应以大补固脱为治疗的最佳方式。如果白带量非常大且还有一种腥臭味道，这在医学上被称作是"白淫"，表明患者有房事过度的倾向，而且还有劳神过度的可能性存在。

　　出现了带有臭味的泡沫状白带，就要考虑是滴虫性阴道炎的特征。患上了滴虫性阴道炎症，最主要的表现就是白带异常增多，且会呈现为白色或者黄绿色的泡沫状，带有非常明显的腥臭味道。与此同时，患者还会出现阴道的烧灼痛感，在性爱的时候表现尤为明显。有些患者会忍不住去抓挠，非常容易引起局部充血、肿胀，甚至还会引发阴道炎的症状出现。

如果白带变成了黄色黏液，这多见于宫颈糜烂和宫颈炎症。当宫颈部位出现感染时，白带会从正常的白色演变为黄色黏液。如果感染情况加剧，黄色黏液会演变为黄色脓性白带，这时候就要及时去检查是否有子宫内膜炎症或急性盆腔炎的情况发生。

如果颜色偏深黄色，但白带却呈现为水样，这往往是由于病变组织的坏死或变性所致，常发生于子宫黏膜下肌瘤、子宫颈癌、子宫体癌、输卵管癌等病症。通常情况下，此种状况的白带也会带有明显的腥臭味道。

成年女性的白带情况会随着年龄和月经周期雌激素水平的高低不同而有多少之分，即便是同一个人，在不同的生理周期也会出现不同量的白带。月经中期雌激素水平可达到高峰值，此时白带最多，呈清澈透明稀薄状，似鸡蛋清样。这也是在提示女性，此时进行性生活有非常高的怀孕率，需要多加重视。在月经期前后，白带也可略见增多。妊娠期，因雌激素水平高，白带也往往增多。此外，性兴奋时，白带量明显增多而质地稀薄，性交时可对阴道起润滑保护的作用。

检查白带是否正常，要从量、色、质地、气味几方面观察，如果发现平时白带无原因地增多，或伴有颜色、质地、气味的改变，就应该提高警惕。

孕期多检查，生产不操心

怀孕生宝宝对每一对夫妇来说都是很欣喜的事情。在确定怀孕之后，胎儿和准妈妈之间的互动交流方式，医学上称之为胎动。通过胎动可以很好地了解到胎儿在母亲腹中的情况，而胎儿的胎动不论是多是少，严格来说都是属于一种异常表现。

胎动规律出现改变时，是胎儿缺氧的信号。

胎动是有一定规律性的，一般在上午的 7 点到 9 点和晚上的 11 点到凌晨 1 点是高峰时期，而在清晨时分胎动就会明显减少。胎动平均每小时不少于三到五次，一旦超过了这个平均数值，说明腹中胎儿遭遇到了异常状况。

临近足月时，胎儿会因为睡眠现象的增加而出现胎动减少。在遇到不正常的外界刺激时，也会出现胎动异常。尤其是如果胎盘功能发生了障碍、孕妇个人用药不当以及脐带缠绕胎儿颈部等现象出现时，必定会引发不正常的胎动。若胎动越来越少，一个小时内少于三次，则说明宫内已经出现了严重缺氧状况，必须尽快去做检查。

妇女在怀孕期间有意外阴道出血的状况发生，就要考虑是否为宫外孕、先兆流产或者是胎盘早剥的情况出现。

没有怀孕的女性每个月都会出现月经出血，这是非常正常的生理现象。但如果是在孕期阴部见红，就不是什么好事情了。几乎所有的流产现象都会以出血作为先兆，出血的量和颜色的不同，表示的危险等级也不相同。如果在医生的指导下服用了保胎药并进行适当的卧床休息后出血现象会停止，这说明胎儿还有保住的可能性。

如果准妈妈发现自己在妊娠尚未满 28 周时发生了阴道流血，这其实是宝宝给你传递的"危险信号"，表明宝宝有先兆流产的可能。

孕妈在孕晚期如果出现前置胎盘或胎盘早剥的现象，通常会表现为阴道大量出血。此外，子宫颈长息肉或是癌症的发生，也会出现阴道流血现象。这时候医生通常都会检查胎儿是否还存在心跳，如果确定还有生命迹象，会在第一时间选择剖腹产。

凡是孕期发现阴部出血，第一时间要就医，这是刻不容缓的事情。

孕妇如果有全身瘙痒的症状，或许是患上了妊娠期肝内胆汁淤积症。

曾经有一位已经怀孕六个月的准妈妈来我这里就诊，病情是全身皮肤瘙痒。她也曾找过其他医生看，最开始的时候推断是因为缺水而导致皮肤干燥，直到挠出血后又有其他人诊断为皮肤湿疹，最后在我的建议下去做了检查后才发现，原来其有肝内胆汁淤积现象。

这一症状最为典型的表现就是全身瘙痒，在腹部和四肢上表现得最为明显。严重者可见巩膜、皮肤黄染等黄疸的症状。这是因为妊娠发生后孕妇体内产生了大量的雌性激素而对肝细胞的功能造成了阻碍，进而影响到胆汁的正常排泄，大量淤积在肝细胞的周围、皮肤下面、胎盘绒毛血管的周围。因为皮下组织的胆汁淤积而对神经末梢形成了刺激，由此出现了皮肤瘙痒的症状。

千万不要以为忍一忍就能过去，如果长期忽视，很可能会引起孕妇和胎儿之间的血液循环障碍，使宫内胎儿处于低氧状态，容易发生胎儿生长发育缓慢，甚至还会出现产后大出血以及死胎的可能性，危害之大很难想象。

如果出现了剧烈腹痛，首要考虑的就是宫外孕。

女性在怀孕期间多会出现轻微腹痛状况，这是因为随着胎儿在腹中的不断成长，子宫会对内脏形成一定的挤压，因而时常会感觉腹部有微痛。这是非常正常的生理现象，而如果出现了剧烈的突发性腹痛，甚至出现痉挛现象，阴道同时也会有出血表现，这时候就要考虑是宫外孕和先兆流产的预警信息了。

如果是宫外孕，腹腔出血会导致一阵一阵如撕裂般的强烈疼痛，同时伴有阴道出血；若是先兆流产，孕妇的腹部会有明显的下坠感，腹部疼痛不是很剧烈，阴道同样也会有出血的现象发生。

怀孕中晚期如果出现了腹部胀痛、破水的现象，这可能是临产提前的征兆。

腹部胀痛、羊水破裂以及阴道见血，并且能感觉到子宫有强烈的收缩感和下坠感，肚子明显开始变硬，这些都是即将要生产的信号。如果还没有到预产期，那这些信号无疑是在预示着早产现象。

导致早产的原因有很多，孕妇如果有生殖通道畸形、子宫肌瘤或者是患有心脏病等慢性病以及重度的营养不良、性传播疾病都有诱发早产的可能性。健康女性怀孕期间如果有双胎妊娠、羊水过多、胎膜早破、前置胎盘等因素，也是容易出现早产现象的。

在临近生产时，还要注意是否存在过度妊娠的现象，一旦出现该现象胎儿的死亡率就会大大增加。怀孕期间不论出现什么样的身体状况都要及时就医，这是对自己的负责，更是对胎儿生命的保证。

产后妇科病，小心缠身体

在经历了分娩的疼痛后，随之而来的是对产后的身体与心理的调养。产后休养是一段非常重要的时期，如果忽略了此时出现的一些疾病征兆，很可能会造成影响到终生的问题。

如果出现产后出血，可能就会有生命危险。

产后出血是造成产妇死亡的最常见原因。出血的病症有很多，如宫缩不良、前置胎盘、胎盘粘连植入、软产道损伤、凝血功能障碍等，如果出血不能尽快制止，短期内就会出现严重的低血容量休克的症状，甚至会发生猝死。孕妇在生产前，一定要做好全方位的检查。有产后出血史及患有出血倾向疾病如血液病、肝炎的孕妇，曾经有过刮宫史的孕妇，都是产后出血的高发人群。

分娩过程中如果出现了羊水栓塞，一样可以发生猝死。

在分娩过程中如果羊水意外进入了母体的循环系统，就会引起急性肺栓塞、肾衰竭以及休克的症状，这也是导致孕妇在生产时猝死的重要原因之一。如果宫缩过强、胎膜早破，都有可能引起羊水栓塞。鉴于此情况，在生产之前就需要对羊水的情况进行检测。

胎儿在五个月左右的时候会出现胎动现象，如果没有感觉到有胎动，就要去检查胎儿是否在宫内发生了窒息。当到预产期时，胎儿的排泄物会直接排放在羊水中，胎儿在宫内停留时间越长羊水内的代谢物也就越多，当分娩时这些内容物可随着产妇的出血而进入母体的血液循环，进而导致羊水栓塞情况的发生。

如果在妊娠期出现了高血压症状，一样可以导致孕妇在生产的时候猝死，甚至导致新生儿的死亡。

产前的体检必定包括测量体重和血压的项目，如果该处理不及时，就容易发生内出血、心力衰竭、肾衰竭、子痫（抽搐）等病变而引发猝死。而产后三日，产妇的血容量会猛涨到生产前的 30% 到 45% 的水平，此时是心脏负担最为严重的时期。如果妊娠期间有心脏病的情况，产后就要注意防范会因此而出现心力衰竭以及猝死的情况。

不论是在孕期还是在生产后，都要避免过度劳动，防止情绪激动，保证休息，饮食上要严格限制食盐的摄入量。在怀孕过程中加强对心脏的监护，如面色发青、呼吸困难、夜间不能平卧或痰中带有血丝，这都是早期心力衰竭的表现，应马上到医院治疗。

产后避免长期卧床，否则容易引起静脉血栓出现。

孕妇在妊娠期子宫对下腔静脉和髂静脉会产生压迫，而且血液也会长期处于高凝的状态中，如果产后长期卧床非常容易导致下肢深静脉血栓出现。产后应密切观察下肢是否有疼痛和麻木感产生，同时也要注意观察皮肤的温度和色泽变化。应尽早下床活动，卧床的时候可适当抬高下肢。

产后 72 小时出现持续性头痛，可能是先兆子痫的症状。

如果在生产后最初的 72 小时时间里出现剧烈且持续性的头疼，首要考虑就是先兆子痫的征兆。这种病在产前和产后都会发作，并且会伴有视力模糊以及呕吐的情况出现。同时，也不能排除剖腹产时脊柱麻醉的副作用。

产后六个小时内测量血压，如果发现低压已经高于 90，也说明有患上先兆子痫的前期风险，应引起注意。

出现呼吸急促，考虑是患上了肺栓塞。

产后在静休的时候容易出现呼吸急促的现象，这时候就考虑是有血块阻塞了肺部的某条血管，从而导致出现了肺栓塞。如同时感到有胸口疼痛，且有明显咯血的症状发生时，这可能是肺部感染或者是在分娩时用力过度而导致了肌肉拉伤，一旦有内出血的情况出现，一样可以导致肺栓塞发生。

产后的排尿和排便相当关键，需多加注意，以避免尿潴留和排泄失禁的情况发生。

产后 6 小时内并没有出现一定量的排尿，这就可能是患上了尿潴留。有的产妇会有阴部疼痛的感觉，小便的时候有灼痛感，尿液臭味比较大，这可能是因为阴道内部组织有血肿和产伤的情况，也可能是缝线感染或者是尿路感染。产后痔疮也是常见的并发症之一，甚至会出现痔疮脱垂现象，在疼痛的同时还会伴有出血情况。

更有一些产妇生产完后会出现憋不住小便的情况，甚至还会有大便失禁的情况，这都属于产后综合征，应该及时到医院去检查治疗。

产后的心理调节是一项非常关键的内容，有很多产妇会由此而抑郁，甚至产生自杀的念头。

生了宝宝后，一些妈妈在情绪和精神健康上都可能经历戏剧性的变化。思维紊乱、过度激动、混乱和错觉都可能是一种被称为产褥期精神病的先兆。如果没有及时去找心理医生进行调理，有相当一部分患者会发生产后抑郁，甚至还会产生自杀的倾向。如果产后将近两个星期了，你仍然觉得想哭、情绪化、易怒和不喜欢做妈妈，你可能就是患了产后抑郁症。

从"十月怀胎"对子宫壁的撑压到"一朝分娩"后的松弛，这个过程容易使子宫肌壁及骨盆的弹性降低，因而会出现腹、臀部松弛的赘肉，这自然会造成体态臃肿肥胖，但更主要的是容易引起产后内脏器官下垂或子宫位置不正。产后的身体信号是绝不能忽视的内容，必须时刻重视起来。

男人前列腺，"性福"最关键

前列腺是男性特有的腺体，是决定着男性生殖泌尿系统是否正常的关键因素。前列腺是人体非常少有的，具有内、外双重分泌功能的性分泌腺。作为外分泌腺，前列腺每天分泌约 2 毫升的前列腺液，是构成精液的主要成分。可以说，前列腺的健康与否，决定着一个男人是否能够雄风永振的关键因素。

男性群体中常见到的前列腺疾病多为前列腺炎和前列腺增生两种情况，病发的原因也多要归咎于前列腺反复充血。正因为此，前列腺的疾病一般高发于上年纪的人群中。但随着社会生活形态的改变，前列腺炎症已经成为青壮年男性群体中的高发病。甚至有超过 50% 的男性曾被至少一次以上的前列腺疾病困扰过。

前列腺炎症的表现信号有很多种，最常见的是尿频、尿急、尿痛，排尿困难，在会阴和耻骨的位置会感觉到有痛感，性生活时能感觉到射精不适。如果一旦出现以下这些问题，可综合起来考虑是否患上了前列腺炎症。

1. 经常会出现排尿不适的情况，不论白天还是晚上都有尿频尿急的情况出现，排便时的尿灼痛感觉会放射到阴茎龟头部位，并且能够感觉到膀胱也受到了一定的刺激。清晨起来后会发现尿道口经常有黏性分泌物，而残存在尿道中的分泌物会导致排尿困难的情况发生。

2. 患者能够明显感觉到在后尿道的部位——接近于会阴和肛门处——会产生坠胀不适的感觉，当做出下蹲、大便以及长期久坐的姿势时胀痛感会明显加剧。

3. 如果是慢性前列腺炎，原发于尿道和会阴处的痛感会明显放射到腰部的位置，甚至阴茎、精索、睾丸阴囊、小腹、腹股沟区（大腿根部）、大腿、直肠等处都可能受到连累。

4. 患上前列腺炎后，大部分的患者会出现性功能问题。具体可表现为射精疼痛、性欲减退，情况严重者还会出现早泄的症状。有很多患者在大便时或者排尿后稍微用力就会排出类似于精液的白色黏稠液体，医学上把此称之为"流白"。如果有前列腺炎和精囊炎的并发现象，患者可能会出现血精的情况，精液质量也会明显下降。

5. 前列腺炎症并不是只针对生殖器官和泌尿系统做出疾病信号，其可合并神经衰弱症，表现出乏力、头晕、失眠等症状。长期的前列腺炎甚至可引起身体的变态反应，出现结膜炎、关节炎等病变。

所幸的是，前列腺一旦出问题，通常都会有非常明显的表现。有一位患者对我诉苦说，自从确诊患上了前列腺问题后，上厕所的次数明显增加，哪怕是不喝水也总是控制不住想要上厕所的欲望。每次排尿都很急，一有尿意就必须赶紧找厕所，否则就容易尿裤子。相反找到卫生间后，却十多分钟也尿不出来。尿完后还总是有滴滴拉拉的尿液濡湿裤子。为了前列腺，把他整个人都搞得身心疲惫。

这位患者所讲述的状况普遍发生在所有前列腺患者的身上，病情有轻有重，时缓时急。特别是中老年男性，在患上了前列腺炎症的同时，还经常会被前列腺增生所困扰。

1. 出现前列腺增生时，排尿次数会明显增多，尤其是夜尿频繁，两次排尿之间的间隔时间也会变短，感觉尿意随时都会出现，并因此而出现心神不定的现象。

2. 前列腺增生最典型的表现不是尿频尿急，而是尿等待。当感觉到有尿意时，却在卫生间中迟迟排不出小便，并且有尿流变细、尿不远的情况出现。有的患者排出的尿液会从尿道口的位置滴沥而下。俗语说"人老肾气衰，屙尿打湿鞋"，这便是前列腺增生的表现。

3. 前列腺增生情况严重时，晚上甚至会出现尿失禁的情况。有一些患者在白天清醒的状态下也会控制不住便意，因而不得不随时随地穿着成人纸尿裤，以免尴尬情况发生。

4. 当膀胱里尿液排不干净，就容易引起细菌感染，出现尿痛尿急的现象。之所以会出现这种情况，是因为增生的前列腺对尿道形成了挤压，无法正常排空膀胱所导致。长期出现尿液排不净时，尿液中的结晶体会在膀胱中形成结石，随着结石的增大，排尿中会出现意外的排尿中断现象，这是前列腺增生已经非常严重而发出来的强烈信号。长时间的排尿不畅，还会造成腹压过大，从而引发便血甚或是脱肛的情况。

5. 有相当一部分前列腺增生患者会表现出和年龄完全不相符的亢进性欲念。尤其是一些平时性欲很平淡却在短时间内变得强烈起来的患者，这是前列腺的增生已经造成其功能紊乱的表现。此种状况对男性患者来说是极大的消耗，是最应该及时做好把控的。

如果发现自己具有上述某种症状，就应引起注意，及时去正规医院就诊，明确病情。提醒一点，现在很多不良医生大肆渲染前列腺疾病的严重性，以引起患者的恐慌。前列腺疾病并不是不可治愈的，只要在日常生活中注意对生活习惯的调节，适当用药，患者的身体完全可以控制在正常水平之内，是不需要过度担心的。

关爱小"兄弟"，危机常警惕

在如今社会竞争的巨大压力下，很多男性因为工作繁忙、生活没有规律，导致身体长期处于亚健康状态。近年来，男性功能障碍的发病率呈明显上升趋势，很多男性朋友虽患病有数月或数年之久，但由于羞于启齿致使病情越来越严重，并且还错失掉早期最佳治疗时机，于是只能抱病终生。

在男性健康中，泌尿生殖系统可谓是重中之重。一般来说，常见的男性泌尿生殖系统疾病可包括前列腺疾病、性功能障碍、射精功能障碍、男性不育、泌尿系疾病、生殖器疾病、包皮包茎、性传播疾病等。

外部生殖器是男性身上最为隐私的部位，也是很多患者最讳疾忌医的地方。最让男性抬不起头的，就要属 ED 的症状。

ED，即我们俗称的阳痿不举。这原本是和性功能的衰退有关系，但随着现代生活节奏的加快以及城市生活压力的增大，很多男性因为长期工作熬夜，且身体经常超负荷运转，导致内分泌失调。先是出现神经衰弱、记忆力减退、头昏脑涨、注意力不集中、反应迟钝、健忘以及头晕、头痛等症状。如果没有及时把病情重视起来，长此下去就会造成性欲减退、早泄、阳痿的情况出现。

出现早泄、阳痿的症状，常会伴有功能减退表现。这些男性特有的生

千万不要忽视疾病的前兆

134

殖改变，会有很多信号提前释放出来。

当出现长期的性功能减退，并且要依靠药物来维持正常性功能的患者要特别注意，此时身体内部可能早已经出现了病理性的变化，如器质性的阳痿不举。长期服药，会造成情况更加恶劣；一旦停药，反而会出现完全丧失性功能的情况。

除了器质性的病变，高血压、糖尿病等都会引起性功能减退的并发症。也有很多和性功能有关的问题其实是心理因素造成的。有的男性因雄性激素分泌缺乏，更年期也会有所提前，所以会比同龄人更早出现勃起不坚、性爱时间短等现象。

很多夫妻受到网络不良信息的影响，片面追求男性生殖器的增大。特别要提示的是，阴茎过大也可能是某些疾病的信号。当丘脑下部或脑垂体部位长有肿瘤，或是患上大脑受伤、病毒性脑炎等病症，会使得性腺激素分泌过多，从而出现阴茎增大的情况；如果睾丸发生病变，使得睾酮分泌过多，这会使阴茎在发育的过程中出现增长过多的情况。阴茎过大者，应警惕是否曾患有上述疾病。

切莫忽视包皮过长和包茎的情况，这可能是阴茎癌的晚期并发症。

包皮包茎的现象在男性群体中很普遍，普通的包皮包茎状况只需要一个小手术就能解决。但如果有包皮包茎的同时，还会出现以下这些综合状况，就要考虑是阴茎癌晚期的并发症了。

1. 阴茎早期癌变会表现为阴茎头部和包皮上皮出现皮肤增厚现象，龟头容易有丘疹。溃疡、疣和菜花样斑块出现，有继发糜烂的可能存在。若患者本身有包茎现象，可在包皮下方触摸到有痛感结节。做了包皮环切手术后，症状可明显看到。

2. 随着病情发展，结节会加深以及溃烂，并伴有恶臭的分泌物，包皮会变薄发亮。当癌变浸润尿道海绵体后会出现排尿疼痛、不畅甚至尿潴留或尿瘘。

3.腹股沟部位的淋巴结出现肿大，是典型的癌变信号。如果癌变开始向远处转移，在转移部位会出现相应的癌症症状，患者还会伴有全身消瘦、贫血、食欲不振等症状表现。

如果年龄在40岁以上，且有包茎和包皮过长的现象，一定要及时观察龟头部位是否有肿物和溃疡出现，以免忽视了隐藏在包皮下面的病情。

同属于男性特有癌症病变的是睾丸肿瘤。当出现有睾丸增大或萎缩，或者有硬块，或者阴囊有沉重感等，严重时能感觉到睾丸肿瘤生长极快，此病变早期发现是最关键。

一些过敏体质的人群，或者长期处于情绪紧张状态下，以及患有慢性消化系统疾病、胃肠功能紊乱、内分泌失常、新陈代谢障碍的人群，更容易患有外阴瘙痒的症状。阴茎瘙痒形成的原因比较复杂。细菌感染、真菌感染或者是由于气候的原因造成的局部出汗较多的情况，都会出现瘙痒症状。

出现了阴茎瘙痒，可考虑是患有急性附睾炎，此时要尽量避免性生活。因为性交时阴茎广泛充血，会加重附睾的肿胀，不利炎症消退。男性群体高发的包皮龟头炎也会引起瘙痒症状，大多数患者是因包皮垢积存于包皮冠状沟而引起慢性炎症反应。当龟头部位受到异常刺激而改变酸碱度平衡时，就极易发生包皮龟头炎。而阴囊湿疹则可以把瘙痒的情况扩散到整个阴部，甚至还会出现阴囊皮肤潮红、肿胀或伴发渗液脱屑现象。当因为瘙痒而抓挠后，阴囊皮肤可增厚而变得苔藓化。除此外，阴虱和股癣、臀癣也都会导致阴茎瘙痒的情况出现。

另一点值得男性群体关注的现象是生殖器的自然衰老。当出现阴茎开始变弯、敏感度大幅度降低、表皮颜色变淡、阴毛逐渐减少以及阴茎尺寸变小等情况时，或许并不是什么病变，而是随着年龄增长，体内雄性激素分泌减少而出现了生殖器的自然衰老。所谓用进废退，保持适当性生活，可以延缓这一衰老过程。

精液可自检，生育要备选

男性生殖健康与否，从精子的质量上可以一窥究竟。精液检查是评价男性生育能力，反映睾丸精子产生及附性腺功能状况的重要检查项目。在正常情况下，男性每次的射精量约为 2 到 6 毫升左右，而每次射精的多少和禁欲时间的长短有密切关系。性生活间隔的时间越长，精液的量也就会相对多一些。精液量太少时，就会造成女性不孕。但这并不说明精液量越多越好。男性每次排出的精子数量是有限的，当射出的精液太多时，精子的密度就会大大降低，一样会造成怀孕困难。

观察精液的质量，要从颜色、量和气味这三个方面来分辨。

健康状态下的精液应该是乳白或者白色的。精液刚刚从体内排出时，是呈胶冻状的，长时间禁欲后首次排出的精液色泽比较深，老年人的精液大多为暗黄色。如果发现精液中有带血的情况，即出现了血精，可能是患上了泌尿系统的炎症，或者是生殖器的通道出现了损伤，此时要考虑是前列腺或者精囊炎症的情况。如果精液颜色变成黄绿色或呈脓状，则为生殖道或副性腺有炎症，是精液中存有过多白细胞的缘故。

精液在排出体外后，一般在 15 分钟内就会出现液化的反应。如果已经超过了 30 分钟，排出体外的精子依旧呈现胶冻状，这就是我们常说的精不液化，多见于患有前列腺和精囊疾病的患者中，患者的精液也会比正常状态下更加发黄，严重者可引发不育。当精液呈现透明水状时，说明精子密度偏少。不论多精症还是少精症，都会引起不孕的情况出现。白天射出的精液含精子的数量会更多，晚上射出的精液则会包含更多的前列腺液。

正常的精液有一种特殊的淡淡腥味，这种气味是由于前列腺液的组成成分有关系。禁欲时间越长，气味越大。如果精液出现了明显的臭味，就要考虑有感染的可能性了。如果精液变成了无味的液体，则表明前列腺的功能受到了损害，许多前列腺疾病的患者排出的精液几近于无味。而各种不同的饮食习惯，也可能会导致精液出现不同的味道。

观察精液，实质是对男性生育能力的测定。男性不育症的发病率约在 10% 左右。自身是否有不育的可能性，也有一些小方法来自我检查。

方法一：沿着精索自上而下小心地触摸，如果发现阴囊内有大团的蚯蚓状柔软迂曲的团块，这就证明存在精索静脉曲张的可能性。这种病症会导致睾丸的温度上升，而静脉血液的长期淤滞还会严重影响到睾丸的代谢功能，其不但会干扰到精子的产生，还会造成精液质量严重下降。

方法二：观察自己的睾丸位置，可以大致推断出生精能力如何。男性出现睾丸扭转或者睾丸炎症后如果留下了损伤性的萎缩症状，也会导致不育。这时多数患者会感觉到睾丸出现肿胀和疼痛，当不适感稍微缓解时可以明显发现睾丸有缩小的现象。此种损伤对睾丸的生精细胞造成的伤害是不可逆的。有一部分男性睾丸会滞留在腹中而没有正常下降到阴囊内，这又叫隐睾症。睾丸对温度的要求非常严格，腹腔内的过高温度会阻碍精子的正常生产，睾丸也会因此而增加了恶变的风险。

方法三：从精液的气味、数量和颜色来判断生育能力，这一点在上面已经讲过。这里要提醒一点，现在医院的化验仪器非常先进，如果决定要去医院检验精子质量，最好禁欲三天以上，并戒除烟酒，避免辛辣，所得到的结果才会更为准确。

精子对男性的重要性不言而喻，我们日常生活中的一点点小习惯，都有可能对精液的质量造成非常明显的影响。

1. 常穿紧绷的内裤，会造成阴部温度过高，严重影响睾丸的自我调节功能，从而会制约睾丸产生精子的能力，进一步影响男性的生育能力。男性以选择宽松、透气性好、材质健康的内裤为宜。

2. 若为了生育而想要保证精液的质量，适度把握性生活频率是重点。当过度性爱后，男性多会出现肾精不足的情况，由此会进一步造成性功能减退、生殖功能低下，精液的质量自然会大幅下降。男性通常还会出现牙齿松动、脱发、耳鸣、健忘等并发症。

3. 均衡饮食对精液的影响非常大。含有蛋白质、脂肪、碳水化合物、纤维素、微量元素、水和膳食纤维较多的食物可以促进精液的生产以及质量的提高，平时可以多吃蘑菇、黑木耳、牛羊肉等含锌元素较多的食物。

4. 长期久坐、开车，可以引发前列腺过度充血以及炎症的发生，并会造成附属性腺的血液循环不畅，由此导致孕育困难。

5. 睾丸正常的温度会比体温低 1 度左右，过于频繁地泡热水澡会对精子的产生造成明显影响。实验表明，连续三天浸泡在 43 度的热水中超过20 分钟，精子恢复到健康质量所需要的时间就会超过三周。

除了这些平时需要谨慎的小事之外，男性还应该尽量避免化学物品对身体的刺激，而心理因素更是绝对不能忽视的重要项。喜、怒、忧、思、悲、恐、惊，在中医中被称为"七情"，和"六欲"相对。《素问·阴阳应象大论》提到过"思伤脾、恐伤肾"，坏情绪会干扰内分泌系统的功能，从而对性功能和生精功能产生负面影响。不论何时，保持健康心态，是所有疾病好转的大前提。

性爱虽私密，有病别隐藏

泌尿生殖系统感染是一种性疾病，因男性和女性在生理结构上存在很大差异，所以泌尿生殖系统的疾病表现形式也会有很大的差别。但不论是男性还是女性，泌尿生殖系统方面发病时都会有一些症状表现出来。如不及时治疗，甚至可能会传染给自己的伴侣，给家庭幸福带来极大的威胁。

当男性朋友发现以下几大情形的时候，要警惕患上泌尿生殖系统感染：

1. 发现有排尿异常。我们在前列腺的章节提到了尿频、尿急、尿痛、尿分叉、尿等待、尿滴沥等异常现象，这多和前列腺疾病有关系。而慢性肾炎早期会表现为多尿，晚期则表现为少尿和无尿的现象。

2. 出现了尿液异常。因为尿路感染而引起了细菌尿、脓尿甚至是血尿等。

3. 有明显的腰疼症状出现。男性出现泌尿系统疾病时，最常见的临床表现就是腰疼。这是因为肾脏以及肾脏周边系统的疾病感染，都会引发腰痛的情况出现。

4.时刻警惕泌尿生殖系统癌变现象的出现。男性泌尿生殖系统各部分均可发生肿瘤，最常见的是膀胱癌，其次为肾肿瘤、睾丸癌，临床上前列腺癌发病率也在不断上升。特别是年过四十后，进入中年期的男性朋友更应该引起高度的重视。如果发现有性功能减退、血尿、排尿困难、生殖器有肿块且疼痛，并伴有黏性分泌物，睾丸出现了异常改变，都要首先考虑到癌变的可能性。

5.男性要特别注意性生活时生殖器的感受以及射精是否正常，同时要注意仔细观察精液的色、味、量三大要素。性生活或者射精之后的身体状态也要多加注意，是否容易疲劳，两次射精之间的间隔时间是否有规律性。在正常的生理和心理刺激下，男性生殖器能否正常勃起并完成性生活，都是判断是否患有泌尿生殖疾病的重要因素。

6.如果性生活正常，却迟迟没有怀孕迹象，此时男女双方都要进行相关的检查以确定问题所在。

7.男性进入青春期后，生殖器官是否正常发育？随着年龄的增长，进入更年期后，生殖器官是否存在正常的衰老迹象？这两点都是辨别泌尿生殖问题的重要依据。没有及时发育以及没有正常衰老，都证明身体内的激素分泌存在紊乱的情况。

患上泌尿生殖系统感染后自行用药会导致治疗不彻底，细菌可能没被完全杀灭，残留的病菌就还潜伏在那里，一旦遇到劳累或身体抵抗力降低时，残留潜伏的细菌就会再次滋生繁殖，这就是泌尿生殖系统感染容易反复发作的一个原因。所以在服药的时候，一定需要谨遵医嘱，按疗程服药，私自停药反而可能会导致病情加重。

女性泌尿生殖系统的问题，有一部分会和男性有相类似的表现，如腰腹部疼痛等。那些专属于女性隐私的信号表现，更是需要关注的重点。

1. 女性需时刻警惕阴道出现异常出血现象。如果已经年过四十，更要关注白带异常和莫名腹痛情况的发生。白带的情况和各种阴道炎症有密切关系，阴道出血所能说明的情况会更多，甚至还会和肿瘤有关系。

2. 月经的周期长短和量的大小，同子宫的健康状况有直接关系。当月经迟迟不来或者意外早到，来了不走或者量少而快等，这些现象都说明体内的雌性激素分泌失去了平衡，也许已经对子宫的健康状况造成了一定的损伤。

3. 当女性分泌生殖系统出现问题时，通常情况下都会出现或轻或重的下腹隐痛。有的患者会在月经期间出现一侧隐痛，这可能是属于排卵痛，多为比较敏感的女性才能感知到。月经前后或经期出现下腹痛、坠胀，可为原发性痛经，年过四十之后症状可以减轻。如果已经到了更年期还会出现痛经症状，这说明子宫内膜出现了异位情况，需要及时诊断。

下腹正中疼痛多由子宫病变引起，一侧下腹痛多由该侧子宫附件（如卵巢）的病变引起。双侧下腹痛甚至全腹疼痛，可能由卵巢囊肿破裂、输卵管妊娠破裂或盆腔腹膜炎引起。需注意的是：右侧下腹痛也可能是阑尾炎引起的。下腹部隐痛或钝痛多为盆腔的慢性炎症所致；坠痛可由子宫腔内有血或脓不能排出引起；阵发性绞痛可由子宫或输卵管等宫腔器官强烈收缩引起；撕裂性锐痛可由卵巢肿瘤破裂引起；顽固而难以忍受的疼痛，可能是由于晚期癌症侵犯神经而引起。这些不同种类的疼痛说明了泌尿生殖多方面的疾病问题，需要仔细分辨治疗。

常见的女性泌尿生殖系统的疾病主要包括外阴炎、阴道炎、阴道滴虫、急慢性宫颈炎、子宫颈癌、子宫肌瘤、卵巢囊肿、子宫出血以及子宫内膜异位等。每一种疾病都可以引起女性强烈的不适感，甚至还会造成不孕的情况发生。女性更应该及早重视身体上的病变，才能做健康的魅力女性。

肛门若有疾，开塞大难题

肛门疾病是人类的常见病、多发病，但由于部位特殊，大多数人对肛门发出的危险信号会疏忽大意，常会误以为是痔疮犯了。岂不知在痔疮的掩盖下，还会产生很多隐疾。此时最忌讳的就是自己胡乱使用药物治疗，这反倒会因为治疗不当而耽误了最佳的诊治时机。

肛门处疾病发出的最明显信号就是便血，这有可能是患上了直肠癌。

便血症状较轻时，会出现滴血或者在厕纸上发现有染血的情况，一般会自行缓解。如果症状很严重，血液可能会从肛门处喷出。相当一部分便血患者是因为平时生活不当，多和辛辣、烟酒以及便秘的情况有关系，长期不予治疗可导致贫血状况出现。痔疮的典型表现也是便血，但并不会在排便的时候产生痛感。如果是直肠息肉引起的便血，此时就要考虑有患上直肠癌的危险性了。如果便带鲜血或者是暗红色的血液，并且大便的形状明显有改变，每天的便意可达数十次之多，便量少且出血量也不大，这就是直肠癌最明显的征兆。

如便带鲜血且伴有剧烈疼痛，便后稍有缓解但又会重复加剧，甚至可持续数小时，这多为发生了肛裂。当患上溃疡性结肠炎时，会反复发作腹泻，会排出黏性血便，并且伴有腹痛或发烧、消瘦、乏力等全身症状。

当出现肛周疼痛时，首要考虑因素是患有肛裂。

肛门出现疼痛时，首先要考虑是肛裂的原因。肛裂时出现的肛门疼痛具有周期性的特点，大便时痛感加剧，便后有缓解。这多是由大便干燥引起的，相反又会因为疼痛而又不敢排便，进而造成粪便长时间淤积体内反而变得更加干燥，由此形成恶性循环。

　　出现肛痛时，另一个明显的病因便是痔疮。痔疮发作时，疼痛会更为明显，且会呈现为持续性的胀痛或刺痛，在肛门边缘能发现有明显的肿块隆起。如果肛门处还有浅表红肿的状况出现，红肿在几天内会自己破溃流脓，这是肛周脓肿的表现，久治不愈就会形成肛瘘。肛周脓肿造成的疼痛并不是很明显，或者仅仅只是表现为略有坠胀感，会伴有不同程度的发热表现。如果病情持续延误，就有可能引起脓毒血症，造成治疗难度的增加。

　　如果女性只是感觉到肛门附近产生坠胀感，几天内便会消失，这可能是排卵的前期征兆，不需要太过于担心。

　　如果肛门不时流脓水或脓血，可能是得了肛瘘。

　　有时候肛瘘并没有太明显的脓肿表现，甚至也不会有疼痛的征兆，但在触摸肛门的时候，会发现在肛周有很多小疖子，并且容易破溃。反复的肛瘘会给治疗增加越来越大的难度，手术后的创伤也会更大，术后恢复的时间会明显延长。

　　如果肛门被不洁分泌物浸渍时，会表现为肛周瘙痒。

　　肛门瘙痒的最直接原因便是有异常分泌物的出现。如果肛周瘙痒以夜间为主，首要排除的是不是得了蛲虫病了。而患上肛窦炎时，常有少量黏液自肛门溢出，由于炎症性渗出物对肛门的刺激，患者常感觉肛门部瘙痒。肛窦炎患者肛门处较正常人会更潮湿，患者肛门内有灼热感，且往往有排便不净之感，或肛门下坠感。这是非常明显的疾病信号。

　　当发现肛门有肿物脱出时，除了痔疮外，也有可能是患上了直肠肿瘤。

肿物脱出，是医学用语，可简单理解为在肛门边缘有肿物隆起，或者是直肠内有肿物脱出了肛门外，最常见到的状况是在产生便意时肿物意外脱出。有一些脱出来的肿物可以自行回纳到肛门内，有一些在便后不能正常回纳而被迫悬挂在肛门外面。此时人们最常认为此种状况是痔疮发生，其实如直肠息肉、直肠癌等情况都可能会导致肿物脱出，切不可大意忽视。

很多人不知道，肛肠病早期多会以皮肤病的形式表现出来。

当患有溃疡性结肠炎的时候，在下肢会出现结节性的红斑，从丘疹、气泡、化脓到破溃后形成浅表溃疡，这一系列的变化都是由结肠炎引起的。在大肠部位发生息肉病变时，有 15% 的患者会有点状紫斑、荨麻疹、红肿、毛发异常及血栓性静脉炎等皮肤疾病的表现。

若是患有家族性结肠息肉病，皮肤上会有骨瘤软组织肿瘤的症状发生，以包裹性表皮囊肿、皮下脂肪瘤、多发性神经纤维瘤等最为典型。如果不及早治疗，这些肿瘤都存在癌变的可能性。

当在肛周发现有淡红色坚实丘疹，丘疹表面皮肤呈过度角化的特征，随着病情的发展会形成暗褐色痂皮，当痂皮剥落后会显露出潮湿且暗色的基地，这是肛门鳞状上皮癌的表现。该症状若是发展到晚期，可以在内脏上并发出相关癌症。

最常见的肛门皮肤病变是肛门湿疹。早期可以表现为丘疹、溃疡，有黏液渗出。此时要注意的是，肛门湿疹样癌同肛周湿疹的表现极为类似，丘疹渗液结痂脱落后就会形成癌变，病情发展较为缓慢，于中老年人群中最易高发。

肛门是人体排出浊气、浊去新生的所在，其既受脏气控制，也能影响脏气。对这条人体特殊的通道，理应高度重视起来。

番外篇：十点日常还你性健康

　　拥有健康的生殖系统，表明人们可以过安全且令人满意的性生活。一对夫妻拥有健康的生育能力，就可以自由决定何时可以进行生育。生殖，是人类得以繁衍的存在，其背负的内容要远远超过于性爱的概念。不论是男是女，都需要对自身的生殖健康多加重视。

　　在我们日常生活中很多习以为常的事物，对夫妻双方的生殖健康都会造成极大的威胁。

　　1. 垃圾食品的过量摄入是最大的危害。随着现代人生活节奏的不断加快，为了省时方便，越来越多的人加入到食用快餐的队伍中。几乎所有的快餐食品都含有大量的大豆制品，而大豆中包含丰富植物雌激素，过度摄入会引发人体荷尔蒙激素失衡，对男性的危害尤为明显。

　　2. 长期驾车，可使男性的生殖能力明显下降。连续驾车超过 2 小时就足以对男性精子质量造成损害，因此我给出的建议是，男性开车 1 小时以上时，最好路边停车活动 10 分钟。此举也可以缓解开车疲劳，避免交通意外。

　　3. 环境污染是生殖系统最大的杀手。不论是对男性还是对女性而言，当长期处于受污染的环境中，出现不孕不育的概率非常高，男性受到的影响会更为明显。如每天在高速公路附近工作 6 个小时以上的男性精子质量，明显比同年龄的其他男性精液质量要差。

4. 长期使用笔记本电脑和手机，对性生殖的辐射程度远超过想象。笔记本散发的热量会抑制精子的生成，而手机散发出来的辐射具有很明显的危害。长期把手机放在裤子口袋中的男性，精子质量很容易变差。女性在怀孕期间要尽量避免久坐电脑前以及长时间打电话，电子辐射对胎儿的影响要比成人大很多。

5. 如果想要生一个健康的宝宝，男女双方在准备怀孕前都要尽量戒除烟酒。辛辣的饮食和烟酒问题，会使本来就患有的泌尿生殖系统疾病更难以恢复，甚至会导致反复复发。饮食上要特别注意少吃海鲜，尤其是在女性月经期间。因为海鲜中含有大量的汞元素，长期食用会导致血液中汞含量增多，亦会导致不孕不育情况出现。

6. 男性日常中要注意减少杀虫剂的使用。杀虫剂的特殊化学物质被吸入人体后，会最先作用于男性生殖器部位，从而导致雄性激素分泌失衡，并最终影响到整个生殖系统。减少穿紧身裤的时间和频率，尽量避免热水泡浴，咖啡中含有的咖啡因也会降低精子的活跃度，食物中摄入过多脂肪也会令精子的温度升高而受损。这些日常中我们看似最简单平常的小习惯，都可能会造成男性不育症状的出现。

7. 女性日常中不但要戒除对咖啡因的依赖，还要减少碳酸饮料以及巧克力、冰淇淋、茶等饮品的摄入，日常饮食中应摄取富含维生素 C、钙、镁及维生素 B 群的食物。这类物质有助于调节前列腺素 E 的制造，对乳房健康很有帮助。

8. 女性爱美是天性，适当的化妆可以帮助女性遮盖身上一些不完美的瑕疵之处。在选择化妆品的时候，要尽量选择绿色植物类的产品，并且要根据自己的肌肤选择相适应的化妆品使用。有一点要提醒，女性化妆品中多含有一定量的雌激素来增加皮肤的细腻度，男性最好有专属于自己的护肤养颜产品，避免夫妻混用。

9. 女性的外阴呈开放性，所以要特别注意病原菌从外部进入身体。平时尽量减少使用卫生棉的频率，并避免重复使用。女性的内裤要和其他衣服分开洗涤，避免有交叉感染的状况出现。

10. 现在有很多年轻人并不是很注意性生活时的保护措施，再加上一些不良医院对人流效果的过度宣讲，导致很多人对人流和刮宫手术的危害认识不足。性爱时，最好规劝男方使用保护手段，一旦意外怀孕在不考虑生育的前提下，要尽量减少人流的次数。每人流一次，对女性的子宫都会造成一次无法修补的伤害，如果次数过多，就会存在不孕的风险。

以上 10 点内容，其实都是我们在日常生活中最为普通却又最容易忽视的事情。想要做到很简单，为了健康的生活，就需要长久地坚持下去。改善性健康的关键，不是服用补品、性保健品，而是要保持科学的、有利于性健康以至全身心健康的生活习惯。这也是以上这十点内容所讲述的最关键所在。

第六章

皮肤信号
最明显

皮肤看颜色，深浅各不同

我们看一个人，最先映入眼帘的就是这个人的皮肤如何。健康的皮肤有独特的光泽，会比较细腻且红润，用手触摸时能感知到柔软且富有弹性的手感。肌肤是否健康，和一个人的身体健康状况有着密切关系，是更能够深切反映出内脏系统疾病的，其是身体健康警报的第一站。

不同的皮肤颜色，会提示出不一样的身体状况。

当皮肤变成暗黄色的时候，体内必定存在着因为脾胃不和而淤积下来的毒素。

肌肤变得暗黄，细看时甚至还有发灰的情况，这是经常发生在都市女性身上的问题。有些女性尽管使用了大量的遮瑕霜，仍然遮挡不住皮肤的颜色变化。这种变化反映的是繁重的工作生活压力，是脾胃不和而导致体内淤积毒素的原因。中医认为，肌肤的颜色，和脾胃的状况有非常直接的关系。

都市职业女性会因为工作的忙碌而得不到合理且规律的饮食，很容易造成脾胃不和以及出现贫血状况。如果再有压力增大、焦虑以及多愁善感的情况出现，思虑伤脾，肌肤也会因此而变得更加黯淡、发黄。

每天要尽可能多喝水，尽量保证饮食的规律性和食品质量，减少油腻和甜食的次数和食用量，多吃青菜和水果，适当进补一些瘦肉、坚果和豆制品。化妆时，也需要减少化妆品的使用，避免化浓妆，以清洁和补水为首要。

如果皮肤开始变成黑色，那就要警惕肾脏出现了虚弱老化的现象，甚至还非常容易长斑。

皮肤的颜色越暗，反应的问题也就越严重。如果发现肤色总是不干净，灰突突地发黑，并且脸上开始出现深浅不一的斑点，这是肌肤在提示你它正在逐渐地丧失活力。可能因为日晒、污染或来自于身心方面的压力而释放出过多的自由基，进而阻碍到了皮肤正常的新陈代谢功能，加速了其老化进程。

肌肤老化而失去活力，很重要的原因就是由于紫外线长时间照射。即使在室内工作的人，如果不注意防晒，一样会被从玻璃透出来的紫外线晒黑。当肤色发黑，还很可能是肾虚的反应。

对于女性来说，压力大、心情糟、熬夜和烟酒咖啡对身体的损害要远远大于男性。平时可以养成适当饮用绿茶的习惯，不但可以舒心提神，甚至还能够起到清肠排毒的效用。平时的饮食中多摄入一些地黄、当归、枸杞、黑芝麻、桑葚等，肌肤颜色就会很快得到改善。

日常生活中还要注意减少阳光直射的情况，清洁产品和化妆品要尽量选择含有丰富维生素 E 的产品，可增加肌肤的活力。

如果皮肤呈现出红色，这是热盛体质过敏的表现。

皮肤红润有光泽和皮肤呈现红色是完全不同的反应。在皮肤微微泛红的同时，还伴随着灼热、红肿和发痒的情况，这是已经拉响了健康的红色警报。肌肤发红的原因有两种，一种是天生体质，另一种则和后天的环境有关系。

有些人肌体的新陈代谢速度会更快。皮肤是散热的组织，会因为血流的加快而出现潮红。出现此症状的人，多属于内热性的热盛体质，且以年轻群体最为多见。

如果自身抵抗力比较差，肌肤得到的营养也不平衡，就会很容易因为环境的诱因而出现过敏表现。如失眠、经常熬夜、常吃油腻辛辣的东西、工作生活压力太大、心情烦躁等因素，都会直接伤害肌肤的健康。一些过敏体质的人，遇到花粉、柳絮、灰尘等，也都会造成敏感性肌肤发红、脱皮、发痒的状况。

遇到此种情况，羊肉是进食的禁忌，多吃水果，适当喝花茶和绿茶，饮食宜清淡，保证充足的睡眠可对皮肤起到安抚作用。

如果皮肤在短时间内变白，这可能和白癜风或者贫血有关系。

如果发现自己的皮肤变白了，先别急着高兴，需要辨明究竟是白里透红还是出现无血色的惨白。对于变"白"的患者，如果同时伴有乏力、食欲不振等，特别是女性，要考虑贫血的可能。本该红润的皮肤因为得不到足够的血液滋养，就会表现更为苍白。

皮肤出现白斑一般有多种可能，比如说贫血痣和色素减退痣。最明显的表现就是白癜风。早期的白癜风的白斑的数量非常少，为 1 到 2 片，面积也不大，一般是指甲或钱币大小，呈圆形、椭圆形或者不规则形，白斑表面光滑，没有鳞屑，生理功能正常，不会发炎、萎缩或者结痂，并且边界清楚，白斑边缘有色素沉着。出现皮损是因为局部色素脱失，白斑的颜色会随着病情的发展逐渐发生变化，依次为：淡白色、乳白色、灰白色、瓷白色。此时一定要及时就医，以免白斑范围越来越大，甚至会扩散到全身。长期的心理压力和精神过度紧张，会导致机体内分泌失调，免疫功能紊乱而导致该病发作。一定要注意避免超负荷的工作、无规律的夜生活及不良嗜好，减轻机体的疲劳状态，可适当减轻白癜风症状的发病情况。

如果长期不晒太阳，皮肤内的黑色素形成将减少，此时皮肤也会呈现出变白的情况。但与此同时，皮肤抵御紫外线的能力就会减弱，会更易被晒伤，进而增加皮肤肿瘤的发病率。

出门靠面子，健康靠脸色

一个人的脸色如何，是反映健康状况的首要点。脸色就是一面可以看出整个人生理、心理状态的镜子。人体的内脏，如心、胃、肾等都与脸部的不同部位有特定联系，内脏机能的好坏会在人的脸部反映出来。

要看皮肤，先要看脸。正常人的脸色应该是红黄隐现的，明润中带有一定的光泽度。如果本身肤色比较白皙的话，会有白里透红的表现。如果本身皮肤颜色偏黄，那也应该是类似于金黄的颜色，并且富有光泽。如果发现自己的脸色和这两种颜色都不搭边，就要担心是疾病的征兆了。

出现面色潮红，多是和心脏疾病有关系。

脸色红润常被认为是健康的表现，但如果面色长期表现为发红至暗紫色，这就是心脏已经无法正常工作的表现。患有狭心症、心肌梗死的人群，都会拥有一张"红脸蛋"。如果女性服用了大量雌性激素后，也会让脸色看起来更加潮红。

面颊发红是高血压的征兆。面部呈此颜色的人要注意减少吸烟量或者戒烟，并养成经常量血压的好习惯。

中医认为，如果面色红色浅淡，仅仅局限在颧部，并且伴有手足心热、心烦失眠、盗汗等表现，这多半是肾阴不足而导致出现了阴虚内热的症状。在饮食上可以多服用蜂蜜、山药、鸡蛋黄、牛奶、枸杞子、冬枣、雪梨、银耳、百合等滋阴品，就可以很快改善脸色状况。

如果脸色明显变黄，这可能是和肝胆功能有关系。

急性黄疸型肝炎、胆结石、急性胆囊炎、肝硬化、肝癌等疾病，都会在人脸上以黄色的征兆来预警。如果个人本身的肠胃消化功能也不是太好的话，一样会出现面黄肌瘦的表现。面色淡黄，并伴有头晕目眩、疲倦乏力等症状，则可能是贫血征兆。

要是脸色发黑，则和肾虚有关。

长期有肾气亏损、阳气不足的情况时，人的脸色就更容易发黑。这是因为血液循环不畅，或者操劳过度而引发了面部皮肤营养不足。如果在面色灰暗的同时，还伴有腰膝酸软、畏寒肢冷、眩晕耳鸣、神疲乏力等症状，这就表明肾精亏耗已相当严重。

肾亏的另一个非常典型的表现就是下眼袋十分严重，且呈现为灰黑色的状态。如果早上起来发现眼圈发黑、脸色晦暗，则表明肾脏负担太重，身体里的水分排不出去。可多吃利水食物，用鸭肉煮栗子、红白萝卜煮肉汤。此时更需要适当节欲，多吃一些温补的食物来调节生理状况。

面色发白也并不是什么好事情，这一定是气血运行不畅的表现。

中医认为，气足则血行畅顺，血足则气行健旺，气血不足则面色苍白无血色。如果经常有面容憔悴、眼圈发黑等症状，并且脸色要比正常人表现得更为惨白，嘴唇、指甲色淡，经常有头晕目眩的感觉，心悸失眠、疲倦乏力或手足发麻等一系列并发症状一一呈现，那就很可能是营养不良或贫血导致的问题。

当脸色变成铁青色时，可能是因为心力衰竭而出现了缺氧表现。

面色发青，多为缺氧的表现。有很多疾病可以导致这种情况，最常见的便是因为肾绞痛、心力衰竭或者先天性心脏病引发的剧烈疼痛和缺氧状况，此时面色多会变得苍白且青紫，是需要急诊治疗的疾病表现。

如果吃了死后的虾、蟹、鳝鱼等动物后，产生中毒表现时，脸色会变得青红。

有些肝病患者的肝功能已经受到了严重损伤，若是再大量饮酒而加重肝脏的负担，或者长期熬夜导致肝脏不能够正常排毒，同样会出现脸色铁青。

如果有耳朵发红的表现，一样要追究到肾病。

人体的耳朵和肾脏是紧密相连的。若耳郭变成红色或者紫色，就说明肾脏部位的正常循环受到了严重影响，平时一定要少饮酒，多吃一些粗粮，少吃糖，多做运动来促进肾脏的新陈代谢。每晚临睡前对耳朵做按摩，要记得不要只按耳郭，耳周围也应一一按到，可以把范围一直延伸到颈部，这样做可以对肾脏起到一定的滋养作用。

鼻子变成红色或者紫色时，同样要考虑到心脏的问题。

鼻尖的情况代表了心脏的状况。如果鼻尖呈红色或紫色可能是血压偏高，或盐和酒精摄取过多导致的。在日常的饮食中，要尽量避免摄入过多的盐分，对烟酒要尽量戒除，饮食宜清淡，起居要有规律。

如果鼻头发红，且鼻头和鼻周经常生疮，这就表明体内脾胃湿热，抽烟喝酒、贪食辛辣的男人常会有这些症状出现。

其实，面部的小问题很多都是内分泌失调造成的，完全可以通过自己饮食以及对生活习惯的改变来进行自我调理。如年轻人经常脸部长痤疮、小丘疹、脓疮、黑头、粉刺，并且伴有瘙痒、口臭、大便干结。这些病症的根本原因还是在于饮食不正常，肥甘之品摄入太过而出现肺火过旺的症状。调理方法就是通过清热解毒的方法来去除肺热。以枇杷叶、黄连、苦参、生槐花、黄芩或者白菊花为药，适当调养，就可以轻松改变内分泌失调的症状，还你一张健康漂亮的脸蛋。

色斑无大碍，久必生病变

爱美的女性都会对皮肤上出现的色斑耿耿于怀，人们惯常以为色斑只不过是皮肤老化的一种表现，殊不知，色斑其实是一种面部皮肤的损害症状。大多数的色斑患者都是后天形成的症状，也有一部分患者先天就有色斑的表现。除了面颊处外，也有一部分患者的色斑会发生在鼻梁上，甚至还会向下延伸到颈部。

色斑一般都是针尖至米粒大的褐色小斑点，形状各异、大小不一，数量多少也不定，各个斑点之间互不融合。不要以为只有到了更年期的女人才会长色斑，色斑在选择皮肤的时候并没有明显的年龄偏好，很多人在儿童时期就会长有色斑。色斑的种类可分为雀斑、黄褐斑、老年斑等。其中黄褐斑是最常见的色斑种类，也是最被人们所诟病的面部问题。

黄褐斑更偏爱于婚后的女人。黄褐斑一般高发于面部的颧骨、额头及口周围，多呈对称蝴蝶状，故又名"蝴蝶斑"。女性出现黄褐斑，大多数是从结婚之后开始的，在怀孕妊娠期间会表现得特别严重。如果你的母亲患有黄褐斑，那你就比其他女性有着更高的患病概率。也就是说，黄褐斑也具有遗传性，而且更偏爱于女性的面部肌肤。

除了最为典型的黄褐斑外，其他种类的色斑还具有以下特性：

1. 刚刚感染色斑的时候，颜色会表现成尘垢的样子。随着患病时间的增长，色斑才逐渐变成浅灰褐色或者深褐色，并致使面部枯暗没有光泽。

2. 色斑一般大小不一，每个斑点的边缘都会十分清楚，表面上和其他部位的皮肤一样光滑，并没有疼痛或者瘙痒的感觉出现，也没有任何炎症的表现。事实上，如果不照镜子，你自己几乎不会感觉到色斑的存在。

3. 女性感染色斑后，经常会伴有月经紊乱、经前乳胀等现象。有慢性病史的人群会发现病情有所发展，尤其是黄褐斑引发的并发症状最为明显。

4. 有口服避孕药以及处于妊娠期间的女性，面部最常出现的一种色斑叫"妊娠斑"，这和短时间内雌性激素分泌过于旺盛有直接关系。

尽管女性比其他群体更关注于自己脸上问题的变化，但她们并不是唯一会感染色斑的群体。人到老年，因为皮肤老化或某些疾病的原因，皮肤常出现白、黑、褐、黄、红或紫等五颜六色的斑点。这些斑点，同样也叫色斑，其有的对健康无碍，不需治疗，有的会存在并发恶性肿瘤的可能。

1. 老人皮肤上出现宝石痣的时候，可能是患上了老年性血管瘤。随着年龄的增长，人体皮肤会逐渐呈现出一些老化性的病变，当发现躯干、四肢近端开始出现樱桃红色斑丘疹，并逐渐发展成绿豆大小，表面光滑且质地柔软，无痛无痒，这样的斑点状况被称作是宝石痣，一般无碍健康，如没有并发症可以不必治疗。

2. 中老年人如果长期日晒，极有可能会患上老年性雀斑。这和老年人的皮肤老化也有着直接关系，发病时，在手背、前臂等暴露部位会出现呈绿豆至杏仁大褐色或黑色斑，略高于皮肤表面，表面光滑，不痛不痒，基本上也无碍健康。有很多老人喜欢晒阳光，需要提醒一点，在晒太阳的时候要避免阳光直射，并严格控制时长，以免引起皮肤变化。

3. 老年人还容易患上一种脂溢性角化病，叫老年疣。这是一种生长于表皮的良性疣状增生，多发手背、面额及躯干等处，呈针头帽至黄豆大或更大，颜色会表现出从淡褐到深褐乃至黑色的变化过程。有些老年疣会长成乳头状，表面上常附有油脂性鳞屑，触之柔软，无痛无痒，一般情况下对健康也并没有太大的影响。但如在6个月内皮疹的范围迅速扩大，出现数目增多或伴有明显瘙痒的症状时，这就说明老年疣出现了恶性病变的情况，应该马上到医院去就诊。

4. 老人长期日晒，还会患上老年角化病。角化病又叫日光性角化病，常多发于面部、秃发的头顶部或手背等暴露部位，表现为黄豆至蚕豆大，以孤立的丘疹或者隆起性的结节为最主要的表现形式，表面上比较粗糙，质地坚硬，经常会被一种乌褐色或者黑褐色的痂皮所覆盖，且痂皮不易剥掉。需要警惕的是，这种皮肤病一般会产生癌变。如果发现褐色的痂皮剥掉后有出血的表现，就证明该病将会产生癌变。尤其是出现了周围发红，范围扩大并且非常容易溃破出血时，这是极为明显的恶变征兆。

5. 有一种叫睑黄瘤的皮肤斑变，是由脂质沉积于眼睑内所致，常发生于中年，且多为女性。此病初发的时候，会表现为一个或者数个淡黄色的小点状斑块，随着病情的加重，这些小黄点会逐渐融合，然后慢慢扩大，进而形成隆起的柔软柠檬色斑块。表面光滑，不痛不痒，病情发展极为缓慢，虽然对健康并没有太大的影响，却也很难治愈，一般会伴有高脂蛋白血症等并发症状。

出现色斑多半是和内分泌失调有关系。内分泌不稳定时通常会引起情绪不佳的情况，这也会间接地促进色斑形成。压力、偏食、睡眠不足等不良生活习惯会增加皮肤黑色素。因此，想要改善皮肤，从当下开始改变生活的规律和习惯才是最重要。

瘙痒实难耐，体内有湿寒

春季是儿童呼吸道感染性疾病的高发季节，患者常以发热、头痛、咽痛、咳嗽、出皮疹等症状为主。皮肤出疹子，对儿童来说具有非同一般的意义。皮疹在诊断儿童疾病中具有重要意义。

1. 流脑是最常见的皮疹症状。在 15 岁以下的儿童群体中，如果没有进行过疫苗接种，患上流脑的概率会非常高。在患病初期，患者会表现出如同感冒一样的症状，还会出现高烧和情绪烦躁的表现。在患病数个小时后，皮肤上就会发现有明显的出血点，如果用指压，会发现并不会产生褪色表现，这时就可以确定是皮疹了。此时的皮疹最初表现为淡红色、后来会逐渐变成紫红色，可遍布于全身的各个部位。

要提醒一点，流脑并不是少年儿童的独发症。其病原菌可经呼吸道飞沫传染，所有人群都可感染，但以儿童多发，且全年均可患病。

2. 在五岁以下的幼儿群体中会高发麻疹症状，这是由麻疹病毒引发的急性全身发热性传染病。麻疹初发病时，会在幼儿的口腔黏膜中出现许多针尖样灰白色小点，并且有红晕包围着这些小点，患者可伴有高烧达 40 度的症状，病情持续三到四天的时间，同时伴有流鼻涕、打喷嚏、眼结膜充血等症状。

一般情况下，该病到第四天时，就会有皮疹出现。出疹的顺序常为耳后、发际、颈部、前额，然后迅速地由上而下遍及全身，最后到四肢，皮疹多为玫瑰色的斑疹和丘疹。皮疹增大、变密时，颜色就会转为暗红。随着患者体温逐渐回复正常，皮疹也会按照发病的顺序依次消退，并在皮肤上留下麦粒状的皮屑，部分人群身上会落下棕色的色素沉着。

记住一点，春季到来的时候，不要急着给孩子减衣服，一旦受了风寒，原来的宿疾会非常容易复发。

3. 如果有突发高热、头痛、咽痛、恶心、呕吐等症状，并且在发病后一天的时间内就可见到皮疹出现，这可能是猩红热的表现。猩红热发病后，皮疹在两天的时间内会遍布颈、胸、躯干、四肢乃至于全身，分布十分密集，且尤其喜欢聚集在肘弯、腋窝、腹股沟等私密处。猩红热一般会持续四天左右，到一周的时间才会出现脱屑的情况。如果是婴儿患病，可出现晕厥的险况。

4. 水痘是最常见的一种儿童皮疹。水痘带状疱疹病毒会引起急性呼吸道传染病。发病时，患者会出现发热和头疼的症状，并且在躯干、头部延及面部及四肢都有红色点状的皮疹出现。皮疹刚出现的时候为红色点状，后来会慢慢变成丘疹，进而发展成为水疱，大小不一，会有严重的瘙痒症状，传染性强，通常需要一到两周的时间才能自行痊愈。

5. 由风疹病毒引发的急性传染性皮疹，被称之为风疹。风疹最初发病于面部，以带有轻度痒感的粉红色斑疹为典型表现，24 小时之内可迅速蔓延至全身，一到两天内又会快速消退。风疹在发病前，患者的耳后和枕骨下会出现淋巴结肿大的情况，轻压会感觉到有痛感，病发初期可在软腭和颊部上出现暗红斑。风疹消退后，并不会在身体上留下非常明显的疤痕。

普通的幼儿急疹多见于 6 到 18 个月的婴幼儿，出诊的同时会伴有高热的症状，一般以面部和四肢为初发部位而向全身扩散，并且会自行痊愈。

但为了保证孩子的健康且避免并发症出现，针对皮疹，家长还需要做到以下几点防护措施：

1. 如发现任何一种呼吸传染病的症状，如发热、咳嗽，均应及时治疗，避免因为误认为感冒发烧而对疾病形成错误的认知。

2. 尽量避免和病人接触，隔离传染源；如果是自家孩子患病，最好要隔离治疗。

3. 注意培养孩子良好的卫生习惯，患病后要及时清理个人卫生用品，并及时开窗通风。

4. 可适当带领孩子加强锻炼，增强其自身的免疫力。

5. 各种传染病都有其相应的疫苗，可以提前进行预防接种。

除了孩童经常发生皮疹外，还有一种皮疹可发于任何年龄、任何季节，且以夏秋季节最为严重，一旦感染可分急性和慢性症状，而且急性常常会反复发作而最终转化为慢性，给患者的生活带来极大困扰。此种皮疹便是湿疹。

患上湿疹后，患者会感到皮肤干燥和瘙痒，产生红斑，皮肤变得粗糙，角质化严重，情况严重时会渗脓和流血。如果发现脸上莫名出现一片红色的疹子，发痒且有鳞状物出现，这可能就是湿疹发病的先兆。发生湿疹一般和患者体内湿气重，生活居住的地方气候潮湿，且卫生条件差有关系。也有妇女在哺乳期间母子都出现湿疹的症状。湿疹可发生在身体的任何部位，通常对称分布，急性期有红肿或水疱。如果湿疹长期不愈，皮疹逐渐变厚并出现丘疹、脱屑，变的"干而不湿"，从而会转化成为慢性湿疹。

湿疹最大的特点就是病程长，且反复发作，治疗起来非常困难。患者一定要避免搔抓，少洗病变部位，少用洗涤用品，避免烫洗，尽量减少接触过敏源，可多喝薏米红豆粥来排除体内湿气。随着气候的转变，大部分湿疹患者的病症会慢慢改善，同时要注意避免可引起病情复发的情况出现。

癌症和肝炎，皮肤会表现

人们对于癌症的恐惧，已经到了谈癌色变的地步。任何恶性肿瘤在发生之前，常常会在皮肤上出现一些非同寻常的病变。如果能够把这些蛛丝马迹提前掌握在手，就可以做到对肿瘤和癌症早发现、早诊断、早治疗，让每一个人都能够做到防癌于未然。

皮肤是人体上一个非常特殊的器官，其有着最为庞大的血管系统，甚至可以容纳下人体三分之一的循环血量。因此当机体内部的环境发生任何变化时，一旦引起血液环境的改变，皮肤就会立刻产生明显的征兆。不仅如此，皮肤上的神经装置也是异常丰富，遍布于皮肤各处的触觉和痛觉感受系统可以明显地感受到血液病变对末梢神经的刺激，其会以瘙痒、疼痛或者麻木等多种形式表现出来。糖尿病患者血液中的糖分增多后，就会导致皮肤抗菌能力显著下降，因而就更加容易受到细菌感染，末梢神经一旦受到刺激就会导致出现溃疡以及瘙痒的症状。

当机体内发生肿瘤时，在病变早期，患者皮肤上多会出现皮疹和水疱等病变。因为该症状通常会自行消失，对基本生活也不会产生影响，所以很多成年人并不太去在意。这时，虽然肿瘤还没有发展到恶性癌症的阶段，但其代谢产物以及病毒细胞对人体依旧会造成损害。因为尚处于发病早期，人体的自我防卫机制会很快启动，在和癌细胞对抗的过程中会产生机体的抗肿瘤反应，皮肤上出现的皮疹变化就是抗肿瘤反应的直接表现。

如果在皮肤上发现有红色的圆圈状斑点，中间为正常的皮肤，边缘却是红色的圆圈，并且可以明显发现圆圈的范围会逐渐扩大，而中间又会产生新的同心圆，这时候可能是患上了"离心性环状红斑"。患者可发现红色边缘有明显的隆起，在圆的中心有少量的皮肤碎屑出现。此时要警惕是内脏肿瘤的先兆。

有不少癌症患者在发病前，会感觉到皮肤异常瘙痒，即便是常洗澡或者涂抹止痒的药物，却并没有明显疗效。当身体内部有恶性肿瘤出现时，痒，是其在皮肤系统上表现出来的第一个先兆。这是因为肿瘤细胞产生的组织胺和蛋白分解酶属于生物活性物质，可以对皮肤上的神经末梢形成刺激。如果发现有皮肤异常瘙痒，就需要考虑有癌变的可能。如出现肛门奇痒时，需要对直肠和结肠进行癌变的检查；如果发现有鼻孔奇痒，这往往是脑肿瘤的表现。有的白血病、肺癌、食道癌等也都有泛发性的皮肤瘙痒或奇痒表现。

癌变而导致的皮肤瘙痒有一些非常特殊的特点：

1.患者平时并没有皮肤瘙痒史，却会突发瘙痒且常用的药物很难治愈。

2.瘙痒发生时在皮肤上看不到明显的红肿、皮疹或者溃破。

3.瘙痒可随时随地发生，和气候、居住环境并无关系。

如果发现在情绪激动或者受到过冷刺激的时候，手指上的肤色突然间变得苍白，随后转为紫色，这可能是一种叫雷诺氏病的皮肤病在作怪。但雷诺氏病的发病原因和癌变有相当密切的关系。

当机体出现血管神经功能紊乱，或者情绪异常激动的时候，就容易患发雷诺氏病。一旦患有了卵巢癌，体内的雌性激素会大量增加；有肝癌症状时，因为肝部受损而导致激素不能快速代谢，因此也会出现激素水平增多的情况。一旦体内的激素水平出现不平衡，就可能引起人体神经功能的病变，患者更容易出现情绪上的波动，也就更容易出现雷诺氏病的症状。

除此外，如果身体上有以下几点病变，也要考虑癌变的可能：

1. 面部出现蝶形红斑，类似于红斑狼疮，除了癌变外，也有可能是酒渣鼻或接触性皮炎在发作。

2. 脖颈和腋窝处发现有天鹅绒样的斑块，此时可进行糖尿病检查，在排除了糖尿病、黑棘皮病以及肥胖导致的病变后，就可怀疑是有内部肿瘤出现。

3. 后背上长有肉色的橙皮般的斑块，这是鲨鱼皮斑，又叫鲨皮斑，常出现在后背下部，呈肉色，并且有橙皮般的纹理，有可能会引发大脑或其他重要器官内出现良性肿瘤。

4. 当手掌变厚，掌纹中褶皱变深，并呈现白色天鹅绒质地，皮肤好像煮熟了的内脏，这是患上了牛胃掌，要考虑有肺癌和胃癌的极大可能。

5. 手脚皮肤恶化为木头胳膊木头脚，有可能是和肾脏系统的癌变有关系。

6. 老年人脸上短时间内出现很多老年斑，应检查是否有内脏肿瘤。如果老年人出现黄疸，应警惕体内有关脏器癌变的可能，如肝癌、胰腺癌、胆囊癌等。

7. 如果在短时间内发现脸上长出了许多白色柔软的汗毛，并且会迅速扩展到颈部以及全身，其生长速度远远超过正常毛发的生长速度，这就有可能和癌变有关系了。

癌症在皮肤上的任何表现都不能单纯地看待，有些非常难以治愈的皮肤病也并不一定都是癌变的可能。在发现了皮肤异常时，一定要到医院及时检查，以排除莫名的怀疑，才可以确保能够正常面对疾病病变，这对后期的治疗也是有好处的。

补充维生素，吃出好肌肤

想要皮肤有光泽，离不开补充维生素。我们都知道，维生素又分为 A、B、C、D、E 等多种，究竟如何进补才是对的选择？调配饮食，补充营养，最关键的一点是要合理，找对病症下手才是关键。

维生素对皮肤的保养效用早已经被公认。在动植物性的蛋白质中含有非常丰富的维生素 B、E、C 群体，这些都被现代人美誉为"美容维生素"，甚至还有一些维生素群还可被应用在对皮肤病的治疗上。维生素 B 群、C、E 可使毛细血管畅通，并可不断供给皮肤所需要的营养，以促进健康和柔嫩肌肤的成长。

规律均衡的饮食生活，可助长美丽健康的皮肤。选择补充维生素，先要明白其各自的用途所在。

1. 如果皮肤出现老化加速的现象，那可能是缺乏维生素 A 的原因

皮肤的健康受到硫酸软骨素的影响。硫酸软骨素是一种黏性很强的多糖类物质，它在体内合成的时候需要有大量的维生素 A 参与其中。如果维生素 A 在体内的含量不足，自然导致硫酸软骨素合成能力下降，皮肤的健康也会受到影响。体内缺乏维生素 A 时，最明显的表现就是皮肤的老化速度加快。一旦出现维生素 A 含量不足的情况，女性的卵巢就无法正常分泌

雌性激素，体内的雄性激素水平会相对升高，皮肤上就容易长出粉刺，出现内分泌失调的表现。

以胡萝卜为首的有色蔬菜中含有大量的维生素 A 群，可多吃一些新鲜蔬菜来进补维生素 A。肝、瘦肉、蛋黄中含有的维生素 A 比蔬菜中的维生素群更容易转化，在膳食上可以适当调配。

2. 如果缺乏维生素 B，皮下脂肪会增多，并产生出油、粉刺等多种皮肤状况

我们日常饮食是通过体内的消化系统而转化成人体脂肪的。一旦脂肪的含量超过了人体的需要，其就会通过皮脂腺孔排出体外，由此会造成人体的毛孔粗大。有些脂肪会存储于毛孔内，进而造成螨虫以及化脓菌的繁殖。并且脂肪堆积的地方，也更容易出现粉刺以及酒糟鼻。

之所以会出现多余的脂肪堆积，很大原因在于摄入的食物中维生素 B 群含量太少。脂肪燃烧时需要大量的维生素 B2，如果这一族群摄入量过少，体内脂肪在出现过度堆积的情况下，会对人体的皮肤表态形成改变。

但单独的维生素 B2 并不足以支撑脂肪的燃烧，其还需要广泛存在于动物性食物中的蛋氨酸来促进转化。如肉、肝、鱼、蛋等食物中都含有大量的蛋氨酸，如果想要皮肤变得更漂亮，可以多吃这些食物。加大土豆和苹果以及一些粗粮食品的摄入，可最大限度减少维生素 B2、蛋氨酸的排出。特别要提醒，糖类转化为脂肪的能力是淀粉的三倍，要想减肥且保持好皮肤，一定要严格控制糖类成分的摄入。

3. 出现毛孔粗大的现象，一定是缺乏了维生素 C

当维生素 C 缺乏，皮肤的毛孔不但会变大，更会像刺一样硬起来，用显微镜可观察到毛孔处有角一样的栓状物。如果仔细观察，会发现身体上的一些毛发不能够正常伸出，而是卷曲在毛孔内，毛孔周围的血管会出现

明显的增大以及充血症状。如果患有粉刺，一旦缺乏了维生素 C，粉刺会变得更加严重，身上出现伤口时也难以愈合。

同时，维生素 C 还有增强白细胞、吞噬化脓菌的作用。绿色蔬菜是含有丰富维生素 C 的食品。大量吃蔬菜的人，皮肤就不易发生毛囊炎，并且比一般人的皮肤更加有光泽。

皮肤美不美，和维生素群对皮肤的加工作用密不可分。除了维生素 C，其他维生素族群广泛存在于瘦肉、肝、鱼、蛋等动物性食物中，而维生素 C 则存在于新鲜的黄绿色蔬菜中。

在选购食材的时候，可参考：维生素 B 多含于肝脏、瘦肉、鳗鱼、牛奶和蛋的食品中；维生素 E 则储存于肝脏和奶油中；维生素 C 在柚、橘等水果中含量最为丰富。

最为重要的一点是，要想有好的皮肤，膳食的合理性最为重要。也正因为此，挑食的人才会更多地表现为面黄肌瘦的情况。平时早餐一个橘子配上一杯绿色蔬菜汁，不但有滋润肌肤的功效，同时还可以预防便秘。肝脏食物虽多为女性所排斥，但平均一周或十天定量摄取，确实对美颜助益良多。

由于食物的维生素容易通过烹调而被破坏，尤其是当身体已经处于亚健康的时候，即使每天摄入大量丰富食物，也无法补充足够的维生素，此时就可通过吃一些复合维生素片来全面补充每日所需矿物质和维生素。补充维生素群，不仅仅可以达到爱美的目的，更可以让皮肤和整个机体都能保持更健康的年轻态。

番外篇：保养皮肤，你不知道的事

女性，尤其是职业女性，每天都会在镜子前化妆半小时才会出门，可是你真的了解如何去保养皮肤吗？对于皮肤的保养，或许并不需要花太高的价钱去美容院，只需要利用身边随手可得的物品，就能得到焕然新生的皮肤。

1. 一早一晚，两杯白开水

不要偏信喝果汁可以养颜的谣言，真正对女性有用处的，却是白开水。女人要做到至少早晚各补充一杯白开水，早晨的一杯可以起到清洁肠道的作用，并补充夜间身体失去的水分；晚上的一杯白开水，可以保证身体血液在夜间睡眠的时候不会因为缺水而变得过于黏稠。我们数次提到，血液黏稠不但更容易出现梗死的现象，而且还会加速大脑缺氧以及皮肤的色素沉着，使你年纪轻轻就会呈现出衰老的状态。

2. 一天一个西红柿

在所有的水果和蔬菜中，西红柿是含有维生素 C 最高的一种食物。每天保证吃一个西红柿，完全可以供应这一整天身体对维生素 C 的需求量。

3. 一日三餐加点醋

每日三餐中适当加入一点醋，可以有效延缓血管硬化状况的发生。而对于爱美的女性来说，醋的作用远远不止这么简单。在化妆台上放一小瓶醋，每次洗手后先敷一层醋，20 分钟之后再洗掉，可以使手部的皮肤变得更加白嫩。如果所在地区自来水的水质比较硬，也可以在洗脸水中适当加入一些醋，一样可以起到美颜的作用。

4. 每天要进食一杯酸奶

我们都知道，在所有的食物中牛奶的含钙量最高，而酸奶更是高之又高。女性是最容易缺钙的群体，每天适当补充酸奶，可以让机体很快吸收钙元素。

5. 咀嚼口香糖可以延缓皮肤衰老

很多人都知道口香糖有清洁口气的功效，而经常咀嚼口香糖可以起到调整脸部肌肤的作用，并能够逐渐减少皱纹沟形成的深度，甚至还能够平复脸上出现的一些小细纹，可以最大程度防止皱纹产生，并对减去赘肉以及双下巴有很好的效果。

6. 喝点啤酒可促进新陈代谢

不要以为喝啤酒就一定会产生啤酒肚，它其实更是一种美容食品。适当饮用一些啤酒，可以有效地促进血液循环，使得人体皮肤的肤色更加鲜明。因此，喝啤酒绝对是一种保养皮肤的方法。同时啤酒还有明显的利尿作用，饮酒后可促进身体的排泄系统功能，增进新陈代谢以及对营养的吸收，使人更容易表现出良好的精神状态。

洗面奶是现代人不可缺少的清洁工具，但有时候会发现用后的效果远远达不到广告的标准。在谈完日常的饮食保养后，每天在进行清洁工作的时候往水中加入一些非常简单的日用品，瞬间可以让你的洗脸水变成美容利器。

1. 一勺食盐除油腻

用含有盐分的水洗脸，可以有效地去除脸上的角质，对肌肤具有明显地收敛作用，并且能够安抚潮红现象。如果是爱出油的皮肤，在水中加入一小勺食盐，不仅能够快速去除油腻，还对黑头有很好的效果。用加有食盐的水洗脸，会使面部皮肤显得更加鲜嫩透明。

2. 蜂蜜水洗脸可以抗衰老

蜂蜜之所以是养生佳品，是因为其含有大量的可以被人体快速吸收的氨基酸、酶类、激素、维生素以及糖分，这些物质对促进皮肤创伤面的愈合有很好效果。在水中加入一点蜂蜜来洗脸，可以防止皮肤干燥，并且能有效延缓皮肤衰老的速度，特别适合中性和干性的皮肤使用。

3. 淘米水可治青春痘

淘大米的水有很好的去油润肤的功效，但要注意应该用第二遍的淘米水。经测试，第一遍的淘米水呈现弱碱性，而第二遍的淘米水则为弱酸性，很适合人体面部弱酸的环境。淘米水比一般的自来水水质更加温和，在去污的同时不会对皮肤形成刺激作用。如果长有青春痘，或者面部肌肤的毛孔比较粗大，并且肌肤偏油性，就可用淘米水来洗脸。如果可以稍微加热，效果会更好。

或者可以用热毛巾敷脸后，再用淘米水洗过，然后用温水洗净，建议隔天使用。如果在淘米水中加入食盐煮沸，可以有效防止皮肤瘙痒。

4. 用绿茶水洗脸，可以有效抗辐射

茶叶中含有丰富的具有抗氧化作用的茶多酚，所以饮茶本身就有防止肌肤衰老的效果。茶多酚还可以起到抗辐射的作用，能够有效减轻肌肤的色素沉着。此外，茶叶的鞣酸作用可以缓解皮肤干燥，对于患湿疹的儿童也非常适用。每日用茶水洗脸，其保健作用是逐日可见的。在所有的茶叶种类中，绿茶的茶多酚含量是最高的。

第七章

日常信号
藏危机

吃得多与少，减肥有妙招

在这个以瘦为美的年代中，几乎所有的人都感觉自己是属于肥胖行列中的一员，因此人人都对减肥有着无与伦比的热情。但你可能并不知道，如果减肥不得法，不但减不掉一身的肥肉，相反还会对人体造成二次伤害。

人体的热量消耗有三个主要途径：一是饮食，二是活动，三是基础代谢率。而基础代谢率在这其中起到非常关键的作用。如果你想要减肥，与其辛苦节制饮食而饿出了胃病，倒还不如提高基础代谢率更加实际。这是简单的消耗与补给的关系，提高消耗率，远远比降低补给更为有效。

基础代谢率是人体重要器官运作时所消耗的最低热量，它会随着年龄的增长，呈逐渐下降的趋势。基础代谢率高说明你的身体机能年轻，能量消耗大，反之，则能量消耗减少，身体机能衰退。这也是为什么我们会常看到很多中年人不可遏制地出现了"发福"的状况。

对于想要减肥的爱美人士来说，无论何时，首先都要保证摄入营养的均衡性，但要尽量减少热量的摄入，同时最重要的一点是要想办法增加基础代谢率。保持适当运动和均衡饮食，是减肥的最佳秘籍。

1. 保证充足的睡眠，可以明显提高机体的代谢功能

人在睡眠状态下，身体的代谢率会降低到 90% 左右的水平，如果你是长期离不开床的宅男宅女，那你就非常有潜力发展成一个宅胖子。不但赖

在床上容易胖，每天睡眠时间过少也会致使代谢能力减弱。这是因为睡眠时间也正好是我们的身体排毒的时间，只有保证每天在 22 点到凌晨 5 点之间处于休息状态，身体的各个器官才会表现出更好的代谢能力。

2. 所有的肥胖其实都来自于口不择食，并不是热量的减少

人每天需要摄入多少热量？用你的体重乘以 2 得出来的便是所需要的数据。如果饮食中摄入的热量偏少的话，我们的身体会自动调动身体各个器官降低运转的速率和功能消耗，以减少对热量的需求。所以那些长期热量摄入不足的人，多会表现为整日昏沉且疲乏困倦。这是营养不良的最大征兆。

3. 饮食中需要增加蛋白质的成分，以此来形成对热量的消耗

热量摄入过多了怎么办？一样可以用饮食来解决。中医最讲究的是阴阳，是所有的食物和药物之间存在的相生相克。有些食物吃下去后会造成明显的肥胖，那么必定有一些东西吃下去后会对前一种食物形成抑制作用。每日饮食中摄入一定量的蛋白质，可以让机体每天多消耗 150 到 200 卡路里的热量，并且可以明显提高各个器官的新陈代谢率。而蛋白质在吃下去之后会让身体显得更加温暖，人体在温度更高的情况下代谢运动会更加活跃。

4. 不吃早餐的人，反倒更容易发生肥胖

我们刚刚提到，人体在熟睡时代谢率会明显降低。只有当身体开始正常进食时，这一睡眠的状态才会被全面唤醒。如果错过了早餐，身体正常的代谢只有等到午餐的时候才会被唤醒，这无疑给宿夜的食物和毒素增加了存在于体内的时间。所以不吃早餐，绝对不是发誓要减肥的人们的首选。

5. 每个人体内的激素水平不同，代谢率也会不同，增加甲状腺激素和性激素的分泌，是减肥的必备选择

如果甲状腺的机能低下，人体代谢率可下降到 50% 左右的水平。有出现甲状腺肿大状况的人，经常会表现为胃口非常好而身体一直消瘦。这是

因为甲状腺激素的过度分泌造成了机体对能量消耗的需求增大。性激素的分泌也会对身体的基础代谢产生明显的影响。保持规律的性生活可以提高性激素的分泌，加大身体基础代谢率。

胡椒和辣椒中的辣椒素可以刺激身体释放出更多的荷尔蒙，从而起到加速新陈代谢的效果。辣椒素同时还有燃烧脂肪和热量的强大能量，更容易让消化系统产生饱胀的感觉，可谓是减肥的最佳食品之一。

在这里，我需要提醒一下，普通大众认为的减肥就是降低身体的重量，因而会采取各种方式努力去瘦成皮包骨。这其实是最错误的认知。减肥，应该是降低身体的脂肪量，而增加肌肉量。身体里的肌肉比例越高，基础代谢率就越高，反过来，脂肪比例越高的话，基础代谢率就越低。这也是为什么胖人会越来越胖的基本法则。努力增加自身的肌肉量，每周保持三次左右的运动，每次保持在半小时左右的时间，便足以对脂肪形成固定的消耗。再配以饮食上的调节，其实是可以很轻松就能够实现减肥效果的。

在饮食计划上，我并不提倡全素的饮食习惯。如果你是素食主义者，你将会很容易缺乏铁、锌和维生素 B12，并且素食有可能使你摄入的蛋白质不足以维持免疫系统的正常工作。减肥不应该以身体健康为代价，这是最得不偿失的冒险。

体重和身高，要向标准瞧

由世界癌症基金会携手 6 个国际组织提出的最新权威防癌 10 条建议，

最大的新知亮点，是找到了身体肥胖能增加食道、胰腺、结肠、直肠、乳腺、子宫内膜、肾等多种癌症病发的充分证据，提出"在正常体重范围内尽可能地瘦，儿童到青春期使体重处于体重指数的低端，21 岁起保持体重在正常范围，整个成年期避免体重增长和腰围增加"的防癌新方法。由此，肥胖再不仅仅只是体型不好看的问题了，在肥胖和多种慢性病以及癌症之间，已然划起了等号。

如何才算胖，如果非要找出一个固定的标准，就应该参考身高和体重之间的对照表。我们可以用体重指数的概念来测定自己的体重是否在正常范围内。

体重指数 = 体重（千克）除身高（米）的平方。正常体重指数在 18 到 25 之间，体重指数大于 30，属于轻度肥胖，大于 35 属于中度肥胖，如果大于 40 就属于重度肥胖了。如果明显少于 18，就需要增肥了。

这一指数是适用于成人的。相比之下，儿童和青少年的肥胖比成人的肥胖更值得引起重视。

儿童的体重指数计算公式为标准体重 = 年龄乘 2 再加 8，这一公式适合 2 到 16 岁的所有少年儿童。当儿童的身高和体重有明显的不相配时，一定是有妨碍成长的因素出现了，需要引起足够的重视。

1. 当缺钙时，孩童会表现出明显的个头矮小

一般幼儿在 1 周岁的时候，男童可以长到 73 到 79 厘米，女童可以长到 71 到 77 厘米。随着营养的摄入，孩童的身体变化状态非常大。除了内在基因的影响外，如果在平时的饮食中出现了缺钙的情况，最明显的表现就是个子长不高。对孩童的饮食，营养均衡远比各种名贵的食物更有作用。

2. 如果睡眠不好，不但会出现个头小，体重也会偏低

老话说，吃得好睡得好，孩子才能长得壮。人体在儿童时期，是成长

发育的最关键时间段。如果缺乏足够的睡眠，会严重影响到身体的正常发育。父母在给孩子配置房间的时候，一定要注意环境是否足够安静，尽量避免能够影响到孩子休息的状况发生。

3. 吃得好，睡得好，接下来更重要的一点是孩童自己的身体是否消化好

如果每日摄取的营养物质也不少，也不缺钙、锌等微量元素，饮食各方面都挺好，就是身高和体重都比不及同龄人，这时候就要注意观察孩子的肠胃吸收状态如何，大小便的情况是否正常。只有自身有足够的消化和吸收的能力，才能把摄入的营养转化为身体所需要的能量。

每个父母都希望自己的孩子能长高点，长得更壮实一点。想要让这一愿望成真，父母们在孩子小时就应该要注意和身高体重相关联的一切状况。若出现以下 7 大信号就要赶紧找出原因解决，否则孩子可能过了青春期后也依旧会长不高。

1. 如果在直系亲属中有身体过于矮小的人，那么孩子很有可能也长不高，这是先天基因决定的，后天很难施加压力去改变。

2. 出生时，如果有宫内发育迟缓、早产等现象，就已经在预示着有可能出现长不高的迹象了。臀位产、难产、出生窒息、脑外伤等病史都可造成生长缓慢的情况。如果孩子在两岁以后还不能赶上正常的身高体重，那么长不高这一风险性就会大大增加。

3. 我们都知道青春期是孩子身高和体重的一个飞速的发育期，但在青春期之前，如果孩童每年的生长速度不足 5 厘米，就需要担心即便是到了青春期也很难有明显发育的可能性。

4. 青春期过早来临，或者迟迟不来，也都可能会造成长不高的情况出现。性发育过早，会对身体的消耗大量增加，长高所需要的营养成分会出现补充不足的情况；性发育过迟，身体的骨骼可能已经开始趋于闭合，也就很难再长高了。

5. 令很多父母痛心的是，长不高和肥胖也有关系。很多家长过于溺爱孩子，对其饮食不加以节制，从而出现很多小胖子。可悲的是，基于饮食的原因，有很大一部分小胖子以后将会成为矮胖子，长高梦再难以实现。

6. 一些先天性甲状腺功能减低症患儿在 2 岁前发病，如果不经治疗，会造成智力低下。但 2 岁后发病通常会表现为生长障碍、便秘、贫血、活动少、食欲低下等症状。

7. 如果曾经长期服用过增高药、增强免疫药、糖皮质激素、补肾益气中药，这些药物会促使孩子出现发育过快和生长突增过早的现象。这其实等于是揠苗助长，孩子到了青春期后会出现反弹现象而造成生长变缓，一样存在长不高的可能性。

长得慢或长不高，有时也是疾病的征兆或表现。在没搞清楚原因前，莫给孩子乱补营养，以免起到适得其反的作用。

睡眠不牢靠，人必精神耗

睡眠不足，是现代人最常见的都市病。长期得不到有效休息，会以非常直接的方式在面色上表现出来，更会影响到人身体内部的健康系统。我们都知道打哈欠是睡眠不足的征兆，其实当身体缺乏休息的时候，会以更多的信号显示出来。

1. 睡眠不足时，人体皮肤会变得晦暗，黑眼圈是最明显的特征

睡眠不足对皮肤健康的影响是非常直接的。人的皮肤下面有丰富的毛细血管组织，当营养丰沛的时候，皮肤就会表现得柔润且有光泽。当睡眠不足时，会出现毛细血管淤滞的现象，进而导致皮肤得不到足够的营养成分，对正常的新陈代谢产生严重影响。欠缺休息后，皮肤在变得灰暗且苍白的同时，更会加速皮肤老化进程，更容易出现皱纹。

2. 如果感冒不断，很可能也和睡眠不足有关系

人体在睡眠不足的时候，机体的免疫力可大幅度下降，会更加容易感染疾病。有研究显示，睡眠长期不足 7 小时的人患上感冒的概率是睡眠充足人群的三倍之多。如果连续几个晚上睡眠时间只有短短的四个小时，人体甚至对流感疫苗的接种反应都会更弱。

3. 长期出现饮食过量但却吃不饱的情况，和睡眠不足也有很大关系

长期睡眠不足时，体内的血糖水平会被打乱，人体就会产生更多的饥饿素，因而就会出现不断吃但还是感觉很饿的状况。瘦素会控制我们停止进食，并产生饱足感；生长素则会给我们饥饿的信号，告诉我们应该进食。当睡眠不足，瘦素和生长素的平衡被打破，瘦素水平会下降并增加生长素的分泌。当没有良好的睡眠，身体激素分泌不平衡就会控制我们吃得更多。

身心疲惫的人群会更加喜欢吃甜食和碳水化合物，这些食物可以让人快速产生饱的感觉，却也最容易导致发胖状况出现。

4. 睡眠不足还会让人的反应变得迟钝，遇到事情往往难以下决定

研究数据表明，睡眠不足的人群通常都会表现为注意力不集中，反应会变得相当迟钝，行动会变得更加缓慢。在面对重要信息的时候，疲惫者更容易孤掷一注而做出错误的决定。缺觉还会造成平衡能力和深层感知能力受损；运动能力会变得很差。

5. 如果一上床就会睡着，那无疑是因为缺觉

躺下就睡，沾枕头就着，我们平常很容易把这些状况称为某人睡眠状态好，其实这是身体疲乏的表现。如果在躺下的五分钟内就会进入梦乡，那就表示其可能已经出现严重的睡眠不足了。这种表现甚至更可能是睡觉障碍的信号，而不是我们所认为的良好睡眠的征兆。

6. 缺少睡眠会导致情绪出现反复无常的情况

当缺乏休息的时候，我们疲惫的大脑会更容易存储一些消极的记忆，因此会让人表现为闷闷不乐。这种情况和抑郁症患者非常类似。睡眠不足会极大地影响大脑前额叶皮层，这个区域与判断、冲动控制、视觉联想和注意力有关。因而当出现缺乏休息的情况时，做事情就会更容易冲动，也更容易产生恼怒等情绪问题。

7. 如果某天早晨起来你发现自己有一定的表达障碍，那可能是还没睡醒的原因。睡眠不足和表达障碍有密切关系

大脑中的额叶与言谈有关，建设性的思维和创造力会深受睡眠剥夺的影响。睡眠不足的人，很难会自发地做出复杂讲话，通常表现为口齿不清、口吃、讲话单调，或者使用陈词滥调。因此如果在早晨发现有"胡言乱语"的情况，先不要着急，也许再睡个回笼觉后一切都会变得正常起来。

8. 当发现出现明显的记忆力减退的情况时，同样要归咎于睡眠不足

缺乏休息很可能会扰乱你的记忆。睡眠有助于记忆巩固和情绪处理，如果没有适当的休息，就很难形成记忆，把握不住来龙去脉就难以深思熟虑。当发现最近总是非常容易忘事时，这是大脑在提醒你该放下手头的工作好好休息了。

9. 睡眠不足还有可能会导致夫妻婚姻出现问题

严重缺乏睡眠时间，能使男女双方的性欲出现明显降低，对性生活提不起兴趣。男性睡眠不足，还会造成精力受损，并且在性爱中增加更多的紧张感。在缺乏休息的前提下，夫妻双方都会变得更加不理智，也就更容易造成冲突并做出不理智的决定。

特别要提醒的一点是，很多人在睡梦中会出现腿部偶尔抽动的现象。这本是正常的生理现象，如果这种抽动情况每个小时超过了 5 次，甚至影响到了睡眠，这被称之为"周期性腿动疾病"。在配合医生诊疗的同时，每天睡前用温水浸泡双脚以放松腿部肌肉，多喝牛奶等含有钙质的食物，可以有效改善此症状。

眩晕是病变，全身彻底查

不论男女老少，如果有头晕的状况出现，一定要引起重视。绝大多数人会简单地认为头晕只是出现了短暂的脑供血不足，不值得引起恐慌。殊不知，有 80% 以上的头晕问题都是在暗示着身体上的疾病。虽然最直接的表现是脑供血不足，但造成脑供血不足的情况却多种多样，临床上如高血压、高血脂、心脏病、糖尿病等疾病都可以造成脑供血不足而出现头晕的情况，要仔细检查和防微杜渐。

1. 头晕很有可能是和神经性疾病有关系

头晕的同时，如果还伴有额头上隐约有一跳一跳的隐痛情况，这便是在提示患上了神经方面的疾病。脑梗死、脑出血、偏头痛、脑部炎症性疾病包括脑炎、脑膜炎、脊髓炎、癫痫和抽搐、老年性痴呆、代谢病和遗传病、三叉神经痛、坐骨神经病、周围神经性的四肢麻木、无力及重症肌无力等问题，都可以引起神经衰弱、失眠和头晕的状况出现。

2. 常感到头晕且四肢乏力，就要及时防范出现中风的情况

夏季是中风的高发季节，80% 的中风患者都有低血压的表现。慢性低血压给身体带来的损害也会呈现出慢性的症状，如经常感觉到头晕，全身感觉疲乏无力，食欲不振，久坐或者久蹲的时候猛站会造成头晕目眩的情况出现。如果病情较重，还会造成血流速度变缓而形成血栓。尤其是在夜间睡觉时，人体的血液流动速度会更加缓慢，由此而形成中风。慢性低血压患者首先应去医院就诊确定病因，然后对症治疗，以免因为延误治疗而耽误了病情。

针对此种情况，平时要多注意生活上的调节，女性要注意不能盲目减肥，饮食注意合理搭配膳食，保证充分的营养摄入。服务性行业的人员要注意尽量避免久站，在从躺位、蹲位和坐位恢复成站位的时候要尽量缓慢，以免因为行动过猛而造成突然脑供血不足的情况出现。

3. 老年人经常出现头晕的情况，说明问题有很多，需要一一查证

导致老年人头晕的原因有很多，有时候很可能是一些疾病的征兆。在做进一步检查之前，老年人出现头晕的情况要警惕以下六大疾病出现。

高血压患者多数会有头晕的表现，除此外还伴有头胀、心慌、烦躁、耳鸣和失眠的不适症状。

上了年纪后如果有贫血的表现，也会经常出现头晕、乏力和面色苍白。头晕的状况更多发于因为消化不良营养摄取不足出现的贫血症状。

长期的颈椎病不但会导致颈部活动受限，还会因为增生而对颈椎动脉形成积压，造成明显的脑供血不足，以致出现头晕的症状。不单是老年人，颈椎病在白领阶层的发病率也相当高。发病时，患者可感觉到颈部发紧、

灵活度受到明显限制，时而有疼痛的感觉出现，可出现手指发麻、发亮的感觉，能感觉到颈部的沉重感。

脑动脉硬化病是老年人的高发病，早期可表现为头晕且经常失眠、耳鸣、情绪不稳、健忘等。当病情发展严重时，可出现四肢发麻的情况。脑动脉硬化可使脑血管的内径变小，从而使得脑内血流压力下降，产生脑供血、供氧不足，引起头晕反应。

老年人如果患有血液病，如血黏度过高、血脂血小板都超过正常水准的时候，都会造成血流速度变缓，出现严重的脑供血不足的情况，也就会更加容易出现疲倦、头晕且乏力的症状。

如果是长期的心脏病患者，更要随时注意头晕情况的出现。如果出现了头晕，很可能已经发生了动脉粥样硬化的迹象。此病可导致血管变得更细更窄，使心脏出现缺氧的情况。当心脏供血不足，且供给全身各处的血液量会大幅度减少，头晕就在所难免了。

此外老年人要注意合理饮食，加强锻炼，保持健康的体魄，如果遇到头晕情况出现，一定要及时查明原因，再配合医生进行治疗。老人是心脑血管疾病的高发人群，所以即便只是偶尔性的头晕表现，也不能忽视大意。

年轻人发生头晕的状况，在排除了器质性疾病外，多考虑和精神原因有关。如今生活压力越来越大，快节奏的生活让人们更易出现紧张、焦虑等情绪，加上劳累、作息不规律，极易引起自主神经紊乱，造成精神性眩晕。精神性眩晕的防治最重要的一点就是劳逸结合，保持作息规律，心情舒畅，学会释放和缓解压力。

平时应注意一些可能引起头晕的小细节，如不要突然改变体位，早上起床时动作宜缓慢。平时也不要突然转动头部，以免引起眩晕。还应注意少食油腻食物，多运动，多进行体育锻炼等。注意平时的坐姿，上体尽量保持正直，使颈、肩、腰部保持正常生理曲线，同时工作间隙应多活动颈部。适当的休息后，头晕的症状会自己缓解。

打鼾也是病，不治问题多

快节奏的工作易使人们身心疲惫，良好的睡眠才能确保大脑和身体得到充分的休息。可在现代社会中，人们的睡眠质量不容乐观，从而导致健康危机四伏。最让人头疼的是身边睡着一位鼾声如雷的人。吵到家人睡觉、影响工作、妨碍人际交往，这些危害很多打鼾者都深有体会。我们通常都会认为，人们晚上打呼噜是睡得香的标志，殊不知打鼾可能是疾病的信号。相比正常人来说，晚上睡觉爱打鼾的人更容易有早死的风险。打鼾并不是小事，如果不治，对人体全身功能都有影响。

打鼾也是病，患上了鼾症要查心脑血管方面的疾病。

在医学上认为，轻度的鼾声对人体健康的影响并不是很大。如果出现了在睡眠中伴有呼吸暂停现象的鼾症，就有可能导致机体出现长时间的缺氧症状，从而引起人体内分泌功能紊乱，对多个系统和组织器官都会造成非常明显的损害。在这个过程中，心脑血管系统是首当其冲的被害者。鼾症可引起高血压、冠心病、脑梗死、中风等疾病，甚至还会出现性功能障碍，情况特别严重的还有猝死的可能性。

打鼾不仅仅只是出现在成人群体中，如果儿童在睡觉的时候有打鼾的情况则更要引起注意。长期的鼾症将严重影响患儿的智力及生长发育，甚至还可致颌面部发育畸形。

鼾症如此危险，其和一般的打鼾状况也有着非常明显的区别。如果在打鼾的同时还有以下这些信号，就要小心可能是得了鼾症。

1. 即便睡眠很充足，依旧会表现为无休止地嗜睡

正常的打鼾，是劳累后偶尔打鼾，鼾声均匀一致，醒后精力充沛；而病态的打鼾，则是经常打，鼾声响亮、时断时续。白天嗜睡，一夜睡醒后会感觉筋疲力尽。此时就要注意，很可能是夜间的鼾症影响到了身体正常的代谢系统，才会引发休息不够的现象出现。

2. 如果晚上有尿床的情况出现，是鼾症非常严重的表现

鼾声引发的呼吸暂停可以引起身体出现严重缺氧的情况。身体长期缺氧后，大脑控制能力也会下降，控制膀胱的神经中枢反应就会差很多，有些成年人甚至会因此而出现长期尿床的症状。不要羞于承认尿床的事实，如果此时不积极进行治疗，可能会出现器官的衰竭，进而危及生命。

3. 鼾症通常会伴有高血压的并发症出现

这一点对中老年人来讲特别危险。在阻塞性睡眠呼吸暂停综合征即鼾症病人中，有 50% 以上并发有高血压，而原发性高血压病人中有 30% 的人合并有鼾症。如果你既有高血压，同时晚上睡觉的时候又会打鼾，我建议还是到医院去做一下全面检查。

4. 鼾症还会引发糖尿病功能异常

调查表明，确诊鼾症患者罹患糖尿病的概率是一般人的 2.5 倍以上，且睡眠呼吸暂停越严重，患糖尿病的概率越高。在相当一部分患有鼾症的人群中发现有肝功能异常的表现。如果在做体检的时候发现有肝功不正常的情况却又找不到任何原因，这就可能是和晚上的打鼾情况有密切联系。

人之所以会打鼾，是因为这一类人群的气道要比正常人窄很多。鼾症一般高发于 40 岁以后的中老年人群中，由于打鼾对男性的偏爱，很多男性鼾症患者的年龄甚至能够提前到 20 岁左右。

当机体出现中枢性方面的疾病时，就会以晚上打鼾的形式表现出来。这是因为人在白天清醒的时候喉部肌肉可以保证气道的正常开放而不会发生堵塞，但在夜间睡眠时神经的兴奋性下降，肌肉会变得更加松弛，喉部组织一旦出现堵塞就会使上气道塌陷而阻碍气流的通过，从而出现打鼾现象。中枢性方面的疾病又可能会引起多方面疾病的机体发作。高血压及心血管疾病患者打鼾的概率较高，体型较常人肥胖者也更容易出现打鼾的现象，另外如胸部有毛病、糖尿病、类风湿性关节炎等疾病患者都常有打鼾的问题。

睡觉打鼾、张口呼吸以及睡觉被憋醒等打鼾的特有表现，还会诱发癫痫。除此外，心绞痛、心律失常，记忆力减退、反应迟钝、阳痿以及老年痴呆等症状，都和睡觉打鼾有关系。平时睡觉的时候，可尽量采用侧卧位的方式来减轻打鼾的情况，睡前尽量不要饮酒，不喝浓茶、咖啡。镇静剂、安眠药以及抗过敏药物都会使呼吸变得浅而慢，并使肌肉比平时更加松弛，导致咽部软组织更容易堵塞气道。养成定期锻炼的好习惯，增强肺部功能，戒烟，并预防感冒，适当减轻体重，都可以有效地抑制鼾症出现的概率，同时也等于是在给自己的生命增加保障。

把好情绪关，稳过生理期

人的一生会经历两个非常特殊的生理期：青春期和更年期。

这两个时期的特征非常明显，并不需要去过多讲解。孩子正好处于十几岁的年纪，或者自身年龄约在半百时，彼此都莫名地出现了情绪上非常大的变化，这极有可能是和生理上的变化有很大关系。

我们先来说孩子在成长过程中遇到的青春期问题。

每个人都有过青春，这一年龄段中最突出的问题就是青春期叛逆。我叛逆，我个性，这可能是大多数青春期孩子的心声。青春期的逆反心理对孩子心理健康的发育有很大的影响。导致青春期孩子产生叛逆心理的因素不外乎以下几个方面：

1. 自我的思维意识开始增强

处于青春期的小孩，随着独立意识的增强，迫切希望能够摆脱成人的制约。为了表现自己的非凡，便对所有事情都持批判的态度，以确立自我为中心的世界。

2. 强烈的好奇心和探索欲望也使得他们开始呈现激进和冒险的状态

青春期的孩子最典型的表现是，越是被禁止的，他们越愿意去尝试。正因为好奇心和探索欲强盛，在情绪上也会更多地表现出冲动的特点。

3. 喜欢标新立异，以引起别人的注意

处于青春期，小孩更容易比其他任何年龄段都偏执，变得好表现自己，

千万不要忽视疾病的前兆

186

甚至会有意采取和别人不同的行为和态度。一旦这些心理要求没有得到满足，就会性情大变，或粗暴或多疑，或怪癖或对抗。

青少年逆反心理既是正常心理，又是问题心理；既有消极性一面，也有积极性一面。其实青春期的孩子出现这些坏情绪并不是什么大问题，只要家人懂得合理引导，采取更为合理的教育方法和手段，就能很快改变其逆反心理。

对于青少年逆反心理的合理调节很重要。当逆反心理得不到合理调节时，就会呈现出强大的消极作用，使家庭教育不能顺利进行，进而转化为无法化解的矛盾。

逆反心理作为一种反常心理，已带有变态心理的某些特征，它会导致青少年形成对人对事多疑、偏执、冷漠、不合群的病态性格，使其意志衰退、学习被动、生活萎靡。如果任由这些不健康的心理肆意发展下去，可能最终会产生病态或者犯罪的心理。此时，家长应该从主体和客体两方面进行调适：

1. 对叛逆的少年，尽量避免出现过分批评的情况。以免出现越是批评就越会叛逆的恶性循环。适当的赞美是最好的鼓励，孩子需要的是肯定，而不是盲目的禁止和否定。

2. 在教育问题上，避免专制。孩子需要有自己独立的思考和成长空间，给予他们相对的自由，才会赢来更多的尊重。

3. 学着去迎合他们喜欢的东西。对于自己所不了解的事物，理应表现出更多的虚心，而不是妄加批判。父母和孩子应该是好朋友的关系，而不是隶属的关系。这是所有的父母都容易走进的误区。

但很遗憾的是，很多父母经常做不到这简单的三点。并不是成人不愿意去努力，而是在背负了家庭和社会的重重压力后，当孩子们正处于叛逆青春期时，他们的人生也即将迎来另一个难过的生理期——更年期。当青春期碰上更年期，结果经常会不完美。

在这个时期由于自主神经紊乱而引起体内各器官的功能失调。更年期的症状主要表现为阵发性的面部潮红、容易出汗、头晕恶心、食欲不振、失眠心悸、血压不稳、易疲倦等。女性因为更年期比男性更提前，综合症状的表现也会更明显。

以上所述的更年期症状多为心理症状，需要注意进行适当的心理调节，不要以为有药物治疗就能平安地度过更年期。一旦进入更年期，就需要做好以下几点：

1.更年期的症状一般不会持续太久，随着时间的推移和生理上的变化，这些症状都会逐渐消失。此时需要做到的是尽量消除心中紧张不安的情绪，坦然面对才会平安度过这一特殊时期。

2.时刻都需要保持愉快的心境，尽量使精神豁达开朗。遇到不顺心的事情，要善于自我疏导。有意避开不健康的刺激源，把注意力更多地转向自己感兴趣的事情上。

3.保持规律的饮食和起居，适当的性生活也有助于某些轻微症状的消失。同时还要保证进行一定量的体育锻炼，这对稳定情绪，调节自主神经紊乱极为有益。保证充足的睡眠时间和休息时间。

其实更年期面对的更大压力是来自于家庭和生活中的压力。当处于更年期时，人免不了会变得更唠叨、情绪更易波动，身上也比较容易出现小问题。这时候他们需要更多的是关心和体谅，需要有人能够给予必要的照顾。

努力为他们营造一个祥和的家庭氛围，有助于青春期和更年期的人群平安度过这一特殊时期。把握好情绪上的关卡，才能为彼此都创造一份和谐的生活。

自语不是病，痴呆看年岁

现在普遍流行跳广场舞，跳舞人群也以中老年居多。我了解发现，其实很多年轻人并不赞同父母去跳广场舞。然而现实的状况是，老年人退休在家的业余生活十分单调，唯有晚上吃过饭去跳广场舞这一点业余生活。年轻人其实应该庆幸家中的父母还有精力去跳舞，如果有一天发现他们突然间对任何业余活动都失去了兴趣，宁愿待在家中无聊也不想出去和人接触，对很多事情都表现得极为冷漠，那么他们可能是患上了老年痴呆症。

老年痴呆症又名阿尔茨海默症，是一种进行性发展的致死性神经退行性疾病，临床表现为认知和记忆功能不断恶化，日常生活能力进行性减退，并有各种神经精神症状和行为障碍。随着年龄的增长，这种病症的发病率也会逐渐增高，年龄每增加五岁，患病的概率就会增加一倍。不论是老年人自身还是家里的年轻人，都应该对此病高度重视起来。其在发病前，也会表现出诸多的疾病信号。

1. 老年痴呆症患者多会出现记忆减退或者记忆障碍

记忆障碍，是老年痴呆症的初发症状，可表现为记不住新知识，并且在回忆一些事情的时候总是很困难。这表明老年人的记忆力已经受到了损伤，日常生活会因此而受到非常严重的影响。老年人此时不但会表现为学习能力下降，记不住东西，甚至还会根据自己的臆想来凭空编造一些错误的记忆，或者即便是认识到了错误却并没有能力去改正。

2. 有相当一部分老年痴呆症患者会出现视力偏差

老年人多数会眼花，这或许和年龄并没有关系，而是和老年痴呆症有关。患病后，老人通常不能够准确判断物品的位置，经常会出现抓空或者把东西碰倒的情况。而日常生活中出现的找不到家而迷路的情况，便是因为对熟悉的环境不能产生明确的认知。病情稍微严重的，可出现在家中也找不到自己房间的情况，甚至还会穿错衣服。

3. 语言障碍是老年痴呆的最典型表现

如果老人患上了老年痴呆，通常只会发出类似于"哦、啊、嗯"等单音节却缺乏实质性内容的词汇。在尝试用更复杂的词语来表达时往往会词不达意。随着病情的发展，老人甚至会出现自言自语的情况，说话的时候还会指东言西，把人和名字对错号，不断重复同一句话，出现模仿语言和重语症，最后患者仅能发出不可理解的声音，终至缄默。随病情发展至后期，只能发出模糊的咕噜声。

4. 书写困难是痴呆症状早期出现的表现信号

书写困难、词义不符，这是很多年轻人发现家中老人出现问题的首要征兆。此时千万不要误以为是简单的书写错误，随着病情发展，这些错误会随着记忆的缺失而变得越来越多。至病程中后期，患者甚至会不认识自己的名字，更无法写出自己的名字。

5. 当出现认人不清甚至不认识自己的症状时，那就证明病情已经非常严重了

患上了痴呆症，老年人经常会表现为认不出自己亲人的现象，随着病情逐渐加重，老人甚至还会出现不认识镜子中自己的情况。有些患者连日常生活中最简单的动作，如刷牙、吃饭等都无法独自完成。

6. 计算障碍一般会出现在老年痴呆症的中期阶段

有些患者在早期症状中也会有计算障碍的情况出现，如去超市购物的时候算不清账目。病情发展到中后期的时候，会出现连简单的加减法都无法计算的情况，甚至还会出现认不清数字和算术符号的情况，以及连对几根手指的判断都会出现明显的错误。

7. 判断力差，注意力分散，患上痴呆症后可表现为智力的明显减退

老年性痴呆患者均可在早期出现判断力差、概括能力丧失、注意力分散、失认和意志不集中等症状，即便是进行非常熟练的工作，也会随着病情的加重而越来越不能够胜任。这时候不要只是简单地认为父母老了，"老了"这个词的背后可能还隐藏着疾病的先兆。

8. 大多数的老年痴呆患者都会出现精神上的功能性障碍

伴随着智力的衰退，患者多会在情感上变得逐渐淡漠，进而还会表现为狂躁、幻觉妄想、抑郁、性格改变等精神障碍。值得提醒的是，老年痴呆症引起的精神障碍和精神病是属于两种完全不同的疾病内容，切莫因为症状的相似而简单混淆认知。

9. 运动障碍是老年痴呆症患者必然会出现的内容

在患病早期，老年人还会表现为正常的运动情况，到了中期则会表现为过度活动的情况，如毫无目的地在室内乱走、到处乱摸、开门、关门、搬东西等，然后会逐渐出现大小便失禁、性功能完全衰退、生活失去自理能力。一直到患病晚期，老人才会有完全丧失运动能力的表现，出现智力全面衰退，对外界的刺激毫无意识反应，四肢完全瘫痪。

根据这些临床表现，就可以断定上了年岁的人是否患上了老年痴呆症。一旦发现有不对的情况，应尽早、正确、积极地治疗。有些痴呆情况如果治疗及时是完全可以治愈的，如果把可治愈拖延成不可治愈，最终会后悔莫及。

日常要谨慎，猝死有原因

现在的都市生活节奏繁忙，给人带来了很大的压力。我们经常能够听闻一些工作者在工作的时候或者是在平时的生活中出现猝死的情形，那么究竟是什么原因导致的人体猝死呢？如果你在日常生活中有以下九种习惯出现，发生猝死的概率就要比其他人高出很多。

习惯一：在闹市中骑行自行车

骑车出行，本应该是绿色环保的好习惯，并且还能起到锻炼身体的作用。但如果是在闹市中骑行，效果可能会适得其反。在车辆密集的阶段，空气污染最为严重，骑行人群会比坐车的人吸入更多的污染物质，并且在耗费体力骑行时会加速这些物质运行到全身，进而存在诱发心脏病的危险。

习惯二：用力解大便

大便虽然是正常的生理排泄，但如果太过用力大便，这是人体在静态过程中突然发力的表现，会让内血压在瞬间升高，如果血压不稳或者心脏比较脆弱，一定要避免这种状况出现。平时多吃蔬菜，避免大便干燥，必要时用点开塞露等辅助药物，可有效避免此危险的发生。

习惯三：大量喝酒或咖啡

酒精和咖啡因虽然都会产生抗氧化的物质来保护心脏，但这仅限于适量的原则。如果出现了过量饮酒或者喝咖啡的情况，人体就会出现心率加快、血压升高。长期酗酒还会严重破坏心肌，可导致心脏衰竭的发生。

习惯四：心情抑郁

抑郁通常是和焦虑相伴相随的，患有抑郁症的人群晚上的睡眠质量一般都很差。睡不好，机体的任何一个器官都无法得到应有的休息，由此就会导致血压和心率都升高。如不能很好控制自己的情绪，在爆发的时候也很可能会引发血压的爆炸。

习惯五：暴饮暴食

过量进餐后，血液会更多地流向肠胃系统，导致心脑血管的血液供应量大大减少。如果本来就有供血不足的症状，可能就会仅仅因为一顿饱餐而诱发心梗或脑梗。如果长期肥胖，堆积的脂肪更容易形成脂质斑块，患上冠心病和脑中风的概率也会更高。

习惯六：过度性爱

过度性爱造成的危害远远不止肾虚和阳痿早泄这么简单。太过于放纵自己的身体，可能会出现脑血管痉挛，并造成心肌缺血而引发心脏衰竭。尤其是患有心脏病的人群，在性生活的时候一定要注意适度的原则，更不可以用药物来进行辅助，以免引起不必要的风险。

习惯七：吸烟或被动吸烟

虽然吸烟本身不会造成猝死，但长期吸烟对心脏的损害是非常明显的。吸烟的人发生心肌梗死的风险是常人的3倍。二手烟的伤害比吸烟者更为严重。有调查研究显示，戒烟1年后，患心脏疾病的风险将会减少到一半左右。

习惯八：吃得太咸或太甜

吃盐多不仅可以升高血压，同时还能使血浆胆固醇升高，促进动脉粥样硬化。吃饭口味过重，对肾脏的伤害也更加明显。如果饮食中含大量甜饮料或爱吃甜食，患上心脏病的危险也会大大增加。

习惯九：久坐不动

随着宅文化越来越盛行，宅男宅女在享受坐在家中的舒适感时，也会因为久坐而导致身体的新陈代谢开始慢慢出现失调的情况。久坐的人血液黏稠度会更高，血流速度也会更缓慢，所以会比爱好运动的人群更容易形成血栓，增加心脏病发病的概率。

以上这九点，都是在我们日常生活中看似最平常的小事，可能每个人都会不幸占据了其中几条。在努力拼搏奋斗的路上，健康不会因为我们的疏忽而停下来等待。适当给自己减压，养成良好的生活习惯，及时关注自身健康状况，保证适当运动和合理膳食，是一切美好的基础。

番外篇：那些被误解的养生经

提起养生，人人都会随口说上一大堆的养生道理。通常不外乎病从口入，治病也要从食疗上入手。这是很多养生节目以及养生书籍对大众产生的一种误导。人体之所以会生病，惯常认为是病从口入，但是饮食其实并不是最容易致病的因素，我们日常生活中很多被认为具有保健作用的项目，其实都是最致病的因素。

1. 想要挑战运动极限，先要考虑考虑自己的心脏

每个人的身体对运动的承受量是不同的，如果我们平时一直维持在极限的状态或者长期超越了身体承受极限，很可能会形成"压迫心脏"。所

谓压迫心脏，就是因为意外的刺激而对心脏形成了超负荷的工作状态。在人体的器官中，心脏是最容易超负荷运作的器官，也是最容易因此而产生疾病的器官。一旦形成了压迫心脏，各种各样的疾病就开始缠身了。

我们在日常生活中最常见到的一些项目，往往是形成压迫心脏的罪魁祸首。如做刺激的运动，其在导致肾上腺素飙升而令人出现兴奋感的同时，也会导致心脏工作的平衡状态在很短的时间内被打破，加大患上心脏疾病的风险。听重金属音乐、吃调味过重的饭食都会导致出现压迫心脏的风险。如果有从事相关的行业，如歌厅中的 DJ 长期处于重音乐的包围中，心脏要承受的负荷会远远高于正常人。

心脏可以说是我们的生命之源，只有保护好心脏，才能够远离疾病，还给自己一个健康的身体。

2. 长期熬夜，必定会导致身体功能系统出现紊乱

人体的生物钟有着和大自然一样的作息规律，长期熬夜或者白天特别嗜睡，就会非常粗暴地打破人体生物钟的规律，导致身体内部出现内分泌失调的现象，进而表现为免疫力大幅度下降，各种疾病也就不请自来。

熬夜另一个非常明显的表现就是皮肤会不可遏制地产生褪黑激素，这是一种只有在无光的状态下才会自行分泌的激素，他可以非常有效地保护我们的身体健康。但长期熬夜会导致此激素出现无法分泌的现象，机体自然也就增加了患病的概率。

长期熬夜还容易患上神经衰弱症。而人体长期在灯光的照射下会大大增加患上乳腺癌的概率。

3. 很多人喜欢没事的时候发呆胡思乱想，然而爱臆想却有可能会导致精神分裂的情况出现

社会压力越来越大，人们更喜欢把自己沉浸在网络和小说的世界中，

幻想着自己是故事中的主人公可以行侠仗义、缠绵悱恻。这本是人们释放自身压力的一种手段，但如果长期沉浸在其中而无法自拔，很可能就会患上爱臆想的症状。一面活在自己的天地之中，一面在生活中扮演着完全不一样的自己，就会导致精神分裂这样的疾病。

精神分裂症患者经常会将现实和臆想的状态相混淆，会更容易做出伤害他人的举动。

4. 穿衣服应该和季节相适应，乱穿衣服会导致寒气入侵

不论是冬天还是夏天，乱穿衣服都是导致我们患病的主要因素。人体穿衣，应该根据气温的变化进行调节，如果稍不注意寒气就会入侵身体而导致生病。中医认为，寒气是百病之源，即使是在炎热的夏天，一样要担心寒气的侵入。不论什么样的天气，都要注意保护肚脐、关节等容易被寒气侵入的地方。向来寒湿不分家，当寒气入侵体内的时候，身体中必定也会淤积更多的湿气。湿气乃万毒之邪，同样是最大的致病因素之一。如果有嗜睡的症状，就说明体内湿气已经过重了。

5. 尽量避免睡软床，否则容易患上骨骼疾病

随着生活水平的提高，人们也更愿意选择柔软的床铺来休息。岂不知，过于柔软的床垫不但不会提升睡眠质量，反倒会导致我们的身体出现更多的骨骼疾病，对脊椎的危害也会更为明显，最终可能因为骨骼疾病压迫到神经而从此一病不起。

以上这简单的五点虽然并不能包含可以引起疾病的方方面面，但却是我们在日常生活中最容易被误解的几个大方面。除此外，以下这些我们早已经形成共识的生活方式，也都隐藏着极大的致病危险。

1. 常用消毒杀菌类产品，会导致人体内的激素水平产生变化。

2. 烧焦的食物会产生更多的丙烯酰胺，其很容易被肠道吸收，会在人

体内形成致癌物质，对孕妇和怀孕中的宝宝来说尤其危险。

3. 不粘锅涂层全氟化合物成分普遍超标且难分解，其在人体内累积过多会导致激素分泌失衡，进而出现致癌风险。

4. 能杀灭蚊虫的杀虫剂，对人体也有很大的危害，其包含的神经性毒素会阻碍大脑发育。

5. 食品包装袋的材料含有更多的人工合成物质，其副作用会首先作用于大脑和生殖系统。在这里提到的不只是塑料袋，罐头、酒瓶等都被包含在内。

其实养生很简单，生活中的衣食住行更多偏向于亲力亲为，减少外在加工，自然也就减少了致病的风险。